DES DIFFÉRENTES VARIÉTÉS

DE

LA PARALYSIE HYSTÉRIQUE

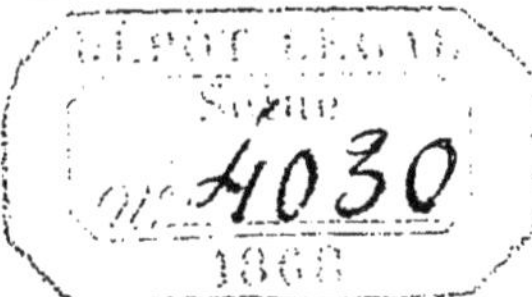

PAR

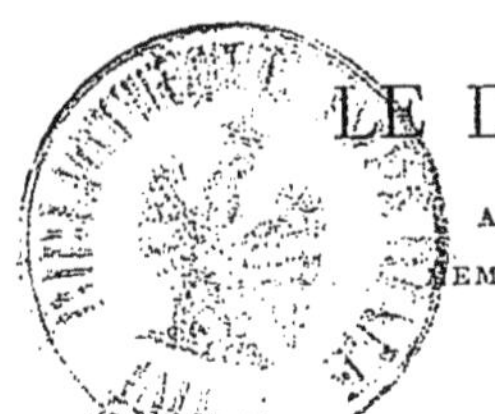

LE Dr P.-A. LEBRETON

ANCIEN INTERNE DES HÔPITAUX,
MEMBRE DE LA SOCIÉTÉ ANATOMIQUE

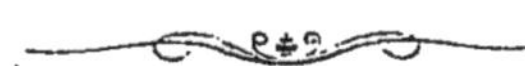

PARIS
ADRIEN DELAHAYE, LIBRAIRE-EDITEUR
PLACE DE L'ÉCOLE-DE-MÉDECINE

1868

A MON PÈRE

LE DR LEBRETON

CHEVALIER DE LA LÉGION D'HONNEUR.

Accepte, mon cher père, la dédicace de ce travail, comme un léger dédommagement des longs sacrifices que tu t'es imposés pour moi.

AVANT-PROPOS ET DIVISIONS

Quand on cherche à se faire une idée générale de la paralysie hystérique, on s'aperçoit bientôt que les matériaux nécessaires à cette étude sont disséminés de tous côtés. J'ai donc voulu, pour faciliter ce travail, réunir en un seul faisceau les diverses variétés de cette paralysie. Je ne prétends certes pas au titre d'auteur d'un traité original sur ce sujet, me contentant du rôle beaucoup plus modeste de traducteur. Après avoir mis à contribution les auteurs tant étrangers que français, j'ai cherché à rassembler leurs observations et leurs idées, et à écrire une monographie qui pourra peut-être avoir quelque utilité.

J'ai divisé mon sujet en trois parties :

La première est consacrée à une étude générale de la paralysie hystérique, la seconde, aux anesthésies, et enfin, dans la troisième, je traite des paralysies de la motilité.

DES DIFFÉRENTES VARIÉTÉS

DE

LA PARALYSIE HYSTÉRIQUE

PREMIÈRE PARTIE

L'hystérie, cette grande névrose protéiforme, n'est pas seulement caractérisée par des convulsions cloniques. Un autre ordre de phénomènes, de beaucoup plus intéressants, attire forcément l'attention du physiologiste et du médecin. Nous voulons parler des paralysies hystériques.

Elles furent signalées par les plus anciens auteurs. Nous trouvons en effet dans Hippocrate (1) l'histoire d'une jeune fille atteinte, à la suite de suppression des règles, de paralysie du membre supérieur droit et du membre inférieur gauche, sans altération de l'intelligence et sans déviation des traits de la face. L'amélioration survint le vingtième jour, lors de l'apparition des règles. Méconnues depuis cette époque, c'est à peine si

(1) Hippocrate, Œuvres complètes, traduction Littré. Épidémies, 2e livre.

nous trouvons la mention de ces paralysies dans les écrits de Ch. Lepois, de Primerose, de Roderic a Castro, de Hecquet (1) et de Carré de Montgeron (2). Ces deux derniers auteurs nous apprennent en effet que, parmi les convulsionnaires de Saint-Médard, plusieurs des femmes manifestement hystériques, furent atteintes de paralysies diverses. Nous savons du reste, d'après les descriptions que nous a laissées Carré de Montgeron, à quel point était portée l'anesthésie chez elles.

En 1837, Brodie (3) le premier, parlant des paralysies musculaires, insista sur les erreurs auxquelles donnaient lieu les paralysies hystériques sans matière. Deux ans après lui, Wilson (4) publia dans la *Gazette médicale* quelques observations de paralysie musculaire chez des hystériques. L'éveil était donc donné sur la fréquence de ces paralysies, mais la paralysie du mouvement était seule connue. Ce n'est qu'en 1843 que le professeur Piorry (5), dans sa Clinique de la Pitié, attira l'attention des médecins sur l'anesthésie que l'on observe chez les hystériques. L'année suivante, Macario (6) publia sur le même sujet un travail important. A partir de ce moment, nous voyons apparaître sur ce sujet d'excellents mémoires, tels que ceux de MM. Gendrin (7), Landouzy, Besançon, Mesnet, Henrot, Sandras, Beau. Des travaux originaux furent successivement pu-

(1) Hecquet, Du naturalisme des convulsions ; 1732.
(2) Carré de Montgeron, Vérité des miracles de Pàris ; 1737.
(3) Brodie, Lectures on local nervous affections. London ; 1837.
(4) Wilson, Gazette médicale ; 1839.
(5) Piorry, Clinique de la Pitié ; 1843.
(6) Macario, De la paralysie hystérique. Ann. med. psychol.; 1844.
(7) Gendrin, Note à l'Académie de médecine ; 1846.

bliés par MM. Valleix, Landry, Sédillot, Schutzenberger, Lasègue, Philipeaux. M. Duchenne (de Boulogne), dans son beau livre sur l'électrisation localisée, écrivit plusieurs chapitres remarquables sur le sujet qui nous occupe. MM. Jaccoud et Axenfeld, le premier dans son Traité des paraplégies, et le second dans son livre sur les Névroses, s'occupèrent aussi de cette question. Enfin, l'un des médecins distingués des hôpitaux, M. Briquet, après de nombreuses recherches sur l'hystérie, a écrit sur ce sujet un ouvrage capital. Ce traité est le plus complet qui ait paru jusqu'à ce jour, et tout ce qui touche à l'hystérie y est traité de main de maître.

A l'étranger, de nombreux travaux ont aussi élucidé cette question. Je citerai ceux de Todd, de Türck, de Romberg, de Szokalsky, de Valentiner, de Gull, de Althaus, de Sieveking, de Jaksch, de Meyer, de Brown-Séquard, de Benedikt.

Certes, bien d'autres auteurs ont écrit sur le même sujet, mais l'énumération sèche en deviendrait fastidieuse. Je me propose du reste d'indiquer leurs recherches dans le courant de ce travail.

DIVISION ET SIÉGE.

Deux grandes classes de paralysies de nature hystérique attirent tout d'abord l'attention de l'observateur.

Ce sont les paralysies de la sensibilité, désignées aussi sous le nom d'anesthésies, et les paralysies de la motilité auxquelles on donne quelquefois le nom d'acinèses ou d'akinésies. Ces paralysies peuvent être générales, ou bien elles peuvent n'occuper qu'un côté du corps, qu'un membre, ou bien des organes plus ou moins importants. Il est remarquable qu'alors qu'elles atteignent un côté du corps, ce soit le côté gauche qui est le plus souvent affecté. Faut-il admettre avec Weber (1), que cette singularité tienne au plus de sensibilité du côté gauche, ou bien avec M. Moilin (2), qu'elle soit due à l'imperfection relative de ce même côté.

Mais, avant d'entreprendre l'histoire de chacune des variétés de la paralysie hystérique, je crois qu'il est bon de traiter tout d'abord les généralités que comporte la question. Libre ainsi de toute redite, je pourrai exclusivement me consacrer à l'étude des phénomènes si intéressants qui se présenteront successivement à notre observation.

ÉTIOLOGIE GÉNÉRALE.

Au premier abord, il semble inutile d'écrire un chapitre spécial sur l'étiologie de ces paralysies. La définition seule semble en dire assez sur leur origine et sur leur nature. Sans doute, il est juste de dire que l'hystérie est uniquement la cause de ces diverses manifestations pathologiques, mais il est, pour ainsi dire, certains moments pendant lesquels cette névrose manifestera sa présence avec plus de puissance. Or, ce moment d'activité de l'hystérie, nous le trouvons indiqué dans l'ouvrage de M. Briquet. Cet auteur range sous huit chefs les causes occasionnelles qui ont déterminé

(1) Weber. Tastsinn und Gemeingefühl, in Wagner's Handwörterbuch der Physiologie, 1848.

(2) Moilin, L'homme droit et l'homme gauche.

le plus souvent l'apparition de la paralysie hystérique :

1° Attaques hystériques convulsives ; 2° affections morales vives et brusques ; 3° simples attaques spasmodiques et attaques de léthargie ; 4° fatigues excessives et marches forcées ; 5° suppression brusque des menstrues ; 6° disparition d'un autre symptôme hystérique ; 7° chlorose et épuisement par suite d'évacuations excessives ; 8° l'hyperesthésie est très-souvent remplacée par de l'anesthésie. De plus, à la suite, les nerfs cutanés ne semblent pas seuls atteints, mais on observe aussi la paralysie des nerfs musculaires, qui a pour conséquence la paralysie des muscles. Je dirai de plus, avec Benedikt (1) que, chez les hystériques, les paralysies, quelle que soit leur cause occasionnelle, ont la plus grande tendance à prendre le caractère de la paralysie hystérique. Il cite à l'appui de cette manière de voir, deux observations de paralysies survenues, l'une sous une influence rhumatismale, et l'autre après un traumatisme, et qui, toutes deux, prirent bientôt la forme hystérique.

Sexe. — L'hystérie n'est pas seulement l'apanage du sexe féminin. On l'observe avec toutes ses conséquences, ou du moins on observe des phénomènes qui s'en rapprochent beaucoup chez quelques hommes qui, à la suite de prédispositions naturelles, ou sous l'influence de certaines causes ayant agi sur leur économie, présentent une susceptibilité nerveuse maladive.

Cette lésion de l'influx nerveux donne lieu chez l'homme,

(1) Dr Moriz Benedikt, Beobachtungen über Hysterie. Wien ; 1864.

comme la névrose hystérique chez la femme, à des manifestations paralytiques de la motilité et de la sensibilité. M. Briquet, l'un des apôtres convaincus de l'hystérie chez l'homme, nous offre dans son livre l'histoire de sept hommes, qui, suivant lui, présentèrent tous, des accidents hystériques suivis de paralysie, soit de la sensibilité, soit de la motilité. Quatre de ces observations sont personnelles à M. Briquet : des trois autres, l'une est due à M. Bouneau (1) qui, en 1817, alors que les accidents paralytiques de l'hystérie étaient complétement méconnus, écrivit une thèse sur l'hystérie. M. Mesnet (2) rapporta le second cas dans sa dissertation inaugurale en 1852. Certes la plupart des accidents éprouvés par son malade semblent se rapporter à l'hystérie, mais il ne faut cependant pas perdre de vue que le père de cet homme avait succombé après deux mois d'aliénation mentale avec commencement de paralysie des membres inférieurs. De plus, la lecture attentive de l'observation pourrait faire croire qu'il y eut chez ce malade du ramollissement ou de la paralysie générale au début. Quant au cas de M. Bastien (3), il semble assez probant. Les quatre observations personnelles de M. Briquet donnent une histoire complète des paralysies hystériques chez l'homme. Cependant, je me permettrai de faire remarquer que, chez l'un des malades, chez Rendanne, la paralysie survint à la suite d'un refroidissement. C'est alors qu'au milieu d'une bonne santé, Rendanne fut pris,

(1) Bouneau, Thèse de Paris; 1817.

(2) Mesnet, Étude des paralysies hystériques. Thèse de Paris; 1852.

(3) Bastien, Sur un cas d'hystérie chez l'homme. Thèse de Paris; 1855.

quelques heures après avoir été exposé à une averse, d'engourdissement général avec fourmillements dans les membres, engourdissement bientôt suivi d'affaiblissement. Des attaques hystériformes se montrèrent; le malade fut traité pendant huit mois à la Charité, et sortit guéri. Je dirai de plus, qu'en 1855, lors de nouvelles attaques, Rendanne ne présenta aucune modification pathologique de la sensibilité ou de la motilité. Quoi qu'il en soit, les quatre cas qui nous restent, en comptant celui de M. Bastien, suffisent et au delà pour démontrer l'existence de la paralysie hystérique chez l'homme, surtout lorsqu'ils sont étayés de la sanction d'un maître et d'un observateur tel que M. Briquet.

Age. — Il est évident qu'il nous sera donné d'étudier cette forme de paralysie dans l'âge où la femme est le plus exposée à l'hystérie, c'est-à-dire entre 16 et 43 ans. Quelquefois cependant la paralysie se manifeste vers 11 et 12 ans, avant même l'apparition des règles. On en trouvera un exemple dans ma seconde observation.

Quelques enfants très-jeunes ont présenté aussi de véritables attaques d'hystérie. Est-ce à dire pour cela que la paralysie hystérique a pu être observée chez elles. J'ai recherché avec soin dans les auteurs qui ont donné l'observation de jeunes enfants atteintes d'hystérie, et je n'ai rien trouvé qui ressemblât à de la paralysie de la motilité, ni même à de l'anesthésie. Cette complication est tellement rare à cet âge que, si elle se présente, on doit l'attribuer à l'épilepsie qui accompagne si fréquemment l'hystérie, ou bien la considérer comme une paralysie essentielle de l'enfance.

La paralysie hystérique se montre quelquefois à l'époque de la ménopause. C'est ainsi que Thornton (1) cite l'exemple d'une femme de 43 ans qui, à des intervalles de plus en plus rapprochés, présenta six attaques d'hystérie, dont cinq furent suivies de paralysie de la motilité des quatre membres, compliquée de paralysie de la vessie. Après la sixième, les troubles se bornèrent à de l'aphonie. Ces accidents duraient de six à quatorze jours et cédaient à l'usage de moyens peu énergiques. Corfe (2) a signalé des faits semblables.

Dans la vieillesse, la paralysie due à cette cause est très-rare, je ne crois même pas qu'il y en ait des exemples à cette période de la vie, bien que Landouzy (3) ait été jusqu'à citer des hystériques de 80 ans.

Hérédité. — L'hérédité de la paralysie hystérique a été signalée, mais n'est-il pas plus vrai de dire que, dans ce cas, ce qui a été transmis, c'est l'aptitude à l'hystérie. En effet, presque toutes les filles de femmes hystériques sont hystériques elles-mêmes, et l'on sait de combien de soins il est besoin pour réformer leur constitution maladive.

Contagion ou plutôt imitation. — Les attaques convulsives sont considérées comme une des principales causes occasionnelles de l'apparition de la paralysie. Nous savons de plus combien les attaques sont contagieuses par imitation; on ne sera donc pas surpris de voir survenir à leur suite des phénomènes paralytiques chez un grand

(1) Thornton, On a case of hysterical Paralysis. Lancet, 1849.
(2) Corfe, Remarks on cerebral Disturbance, the Resultats of uterin Disorder. Med. Tim.; 1849.
(3) Landouzy, Traité complet de l'hystérie. Paris, 1846.

nombre de malades réunies dans un même lieu. M. Gomes (1) a rapporté à la société des sciences médicales de Lisbonne la relation d'un fait de cette nature fort intéressant.

Tempérament, constitution. — La paralysie hystérique n'atteint pas seulement les femmes chlorotiques, à tempérament lymphatique. On l'observe également chez des femmes présentant toutes les apparences d'une constitution robuste. Cependant il est vrai de dire que l'existence de la chloro-anémie constitue une grande prédisposition à l'hystérie et par suite à la paralysie nerveuse.

Fréquence. — Un grand nombre d'affections peuvent amener chez la femme des modifications dans la motilité et la sensibilité. Je citerai par exemple, les affections utérines, la myélite, l'intoxication saturnine, l'épilepsie, la syphilis. Quelque fréquentes que puissent être les paralysies amenées par ces états pathologiques, l'hystérie est de beaucoup la cause la plus commune des akinésies et des anesthésies dans le sexe féminin. Sans vouloir entrer ici dans la statistique, je dirai seulement que la paralysie de la motilité est très-fréquente, et que l'anesthésie s'observe si souvent, que quelques auteurs, et parmi eux je citerai MM. Gendrin (1) et Szokalsky la considèrent comme une règle dans l'hystérie.

(1) Gomes, Gaz. med. de Lisboa, 1864; ou Union médicale, 1864.

(1) Gendrin, *loc. cit.*

(2) Szokalsky, Ueber anæsthesie und Hyperæsthesie bei hysterischen Frauen. Prag. Vjhrschrft, 1851.

MODE D'INVASION.

Quelquefois, mais bien rarement, la paralysie est le phénomène initial de l'hystérie. Un léger affaiblissement de la motilité ou de la sensibilité se montre, avant la manifestation de tout autre trouble nerveux. Elle peut se montrer subitement, souvent alors à la suite d'une attaque. MM Macario, Mesnet, Briquet, en citent des exemples. D'autres fois, la paralysie pourra se montrer sans attaque, mais presque aussi subitement, tellement que, dans des cas de ce genre, il serait permis de croire à une hémorrhagie cérébrale. M. Briquet s'élève contre cette opinion. Il est cependant vrai de dire que des observateurs consciencieux signalent cette variété d'invasion. Hellft (1), Benedikt (2) nous en donnent des exemples, MM. Buisson (3), Boiquet et Hérigoyen ont observé à Bordeaux des faits semblables. Chez deux de mes malades, l'invasion a été également brusque. Certes, ce n'est pas là le processus ordinaire, mais il est bon de le signaler, pour que l'on puisse être en garde contre cette cause d'erreur. — Le plus souvent la paralysie survient graduellement. Après un certain nombre d'attaques, les malades présentent un peu d'engourdissement, quelques fourmillements dans les parties qui doivent être frappées. — Ces accidents augmentent peu à peu d'intensité, et l'anesthésie ou l'akinésie se montre bientôt plus ou moins complète. Quelquefois on cons-

(1) Helfft, Paralysis hysterica. Casper's Wochenschrift n° 52; 1848.
(2) Benedikt, *loc. cit.*
(3) Buisson, Journal de médecine de Bordeaux; juillet 1863.

tate un peu de pesanteur ou de douleur de tête. Ce n'est probablement là qu'un phénomène sympathique.

MARCHE, DURÉE, TERMINAISONS.

Rien de plus capricieux que la marche de cette singulière affection. Elle disparaît en effet souvent d'elle-même ; d'autres fois, née après une convulsion, elle cesse après une nouvelle attaque. — Fugitive dans son apparition, elle peut ne durer que quelques heures ou quelques jours. Ou bien, rebelle à tout traitement, elle persiste pendant trois, quatre, cinq ans, puis disparaît subitement sans laisser de traces. — Si l'état hystérique s'améliore, la paralysie disparaît graduellement ; il en est de même lors de la réapparition de la menstruation supprimée depuis longtemps. Cependant ce n'est souvent qu'une guérison apparente, car la paralysie est de tous les symptômes de l'hystérie celui qui disparaît le dernier. Des transformations, des déplacements instantanés viennent surprendre la malade et le médecin. L'anesthésie se change en akinésie ou réciproquement. La paralysie passe d'un côté du corps à l'autre. Ou bien l'hémiplégie est remplacée par la paraplégie. Chez d'autres, la perte de la sensibilité et du mouvement affecte successivement un bras, une jambe, les muscles du larynx, le diaphragme, l'œsophage. On observe l'amaurose, la surdité et des paralysies de la vessie, de l'intestin alternant avec des akinésies. D'autres fois, les phénomènes paralytiques sont remplacés par d'autres manifestations hystériques telles que délire, douleurs à la région précordiale, dyspnée, gastralgie, entéralgie. La durée, ainsi que nous pouvons le présumer, est variable. Elle oscille entre quelques heures et plusieurs années. Cependant, d'après M. Lasègue, si la paralysie dure plus de quatre à cinq ans, il est bien probable qu'il y a eu une erreur de diagnostic ou que quelque complication surgissant aura dénaturé la maladie primitive.

COMPLICATIONS

La chlorose est une complication des plus fréquentes de la paralysie hystérique. On peut même la considérer comme une des causes prédisposantes de cette névrose. Pour MM. Trousseau et Pidoux (1), l'hystérie serait une espèce de chlorose. Quoi qu'il en soit, le nombre est grand des hystériques chez lesquelles on peut observer cette complication. C'est ainsi que M. Mesnet (2) a trouvé 25 chlorotiques sur 25 hystériques qu'il a examinées. De son côté, M. Briquet (3) a constaté l'anémie chez le tiers de ses malades. Quant à M. R. Leroy d'Etioles (4) sur 21 paraplégiques hystériques, 18 présentaient du souffle dans les vaisseaux carotidiens. La paralysie est en relation constante avec le degré de la chlorose. Elle augmente avec elle et diminue de même.

L'épilepsie se montre si fréquemment unie à l'hystérie qu'on a créé le nom d'hytéro-épilepsie pour exprimer leur union intime. On conçoit combien la simultanéité de ces deux névroses imprime à chacune d'elles un caractère mixte, et combien dans des cas pa-

(1) Trousseau et Pidoux, Traité de thérapeutique.

(2) Mesnet, *loc. cit.*

(3) Briquet, *loc. cit.*

(4) R. Leroy-d'Étioles, Des paralysies des membres inférieurs. Paris, 1857.

reils le diagnostic sera difficile pour déterminer leur part respective dans la production des paralysies.

J'ai vu chez une paraplégique dont on trouvera l'observation à la fin de ce travail, une hématémèse opiniâtre, durant depuis des années. Cette hématémèse a résisté à tout traitement. Elle dure encore, et empêchant la reconstitution du sang, elle est, à mon avis, un des plus sérieux obtacles à la guérison.

Le diabète a été observé dans le cours de la paralysie hystérique. Cependant, les observations publiées ne sont pas tellement concluantes qu'on puisse les accepter sans examen. Alphonso Regnoso a noté la présence du sucre dans l'urine après les attaques hystériques et épileptiques. Le professeur Grisolle (1) donne aussi l'histoire d'une femme hystérique depuis longtemps, présentant une paralysie de la motilité et de la sensibilité du côté droit avec troubles des organes des sens du même côté. Un diabète très-manifeste se montra bientôt. Il disparut assez rapidement ; mais les manifestations paralytiques persistèrent. La paralysie était de nature hystérique d'après M. Grisolle. Il est probable qu'il n'y eut là qu'un simple coïncidence, car en somme, la présence de la paralysie hystérique n'est pas un brevet d'immunité pour toutes les autres maladies. J'ai analysé l'urine d'un certain nombre de malades atteintes de troubles hystériques de la sensibilité et de la motilité, et il ne m'a jamais été donné d'y découvrir du sucre. Je ne prétends du reste pas arguer de mon observation à l'absence absolue du sucre dans certaines urines de paralytiques hystériques.

(1) Grisolle, Union médicale, n° 31.

Les troubles de l'intelligence, les spasmes, les étouffements, tous phénomènes de même ordre, se montrent souvent dans la maladie qui nous occupe. La léthargie est considérée par M. Mesnet comme une « variété de paralysie hystérique, caractérisée par une paralysie plus ou moins complète de toutes les fonctions du système nerveux : diminution ou perte complète des facultés intellectuelles et affectives, suspension plus ou moins prolongée de la sensibilité et du mouvement. »

Les affections utérines compliquent souvent la paralysie hystérique, et comme pour certains auteurs, elles sont une des causes les plus fréquentes de l'hystérie, on fera bien d'en amener promptement la guérison.

DIAGNOSTIC.

Le diagnostic trouvera plus naturellement sa place lors de l'étude détaillée des paralysies du mouvement et du sentiment. Je ne veux cependant pas quitter cette question sans dire quelques mots d'un procédé qui pourra à l'occasion avoir son utilité. On sait combien la simulation est fréquente dans l'hystérie; la paralysie elle-même n'est pas à l'abri des supercheries. En cas pareil, l'un des meilleurs moyens de connaître la vérité est de faire passer subitement et sans que la malade en soit prévenue, un fort courant d'induction à travers les parties soi-disant paralysées. Ainsi que nous le verrons plus tard, l'un des signes de la paralysie hystérique consiste dans l'abolition de la sensibilité électro-musculaire. En cas de simulation, la douleur est, paraît-il, tellement atroce qu'il est impossible de tromper plus longtemps.

Un médecin russe, le Dr Tomsa (1) a fait connaître un autre procédé qui, moins barbare, amène au même résultat. Ce moyen est basé sur l'emploi du sphygmographe. Le tracé sphygmographique est complétement différent suivant qu'il a été obtenu par l'artère d'un membre sain ou par celle d'un membre paralysé. Dans ce dernier cas, il y a changement dans le coefficient élastique de la paroi artérielle et dans la tension vasculaire. De sorte qu'au début la tige s'élève lentement et à une très-petite distance. Elle reste quelque temps à une hauteur égale, donne ensuite le tracé polycrote et tombe peu à peu. Ce procédé réussit, paraît-il, parfaitement à démasquer les paralysies simulées.

PRONOSTIC.

Le pronostic de la paralysie hystérique franche n'est pas grave. Il est rare qu'au bout d'un temps plus ou moins long, qui peut cependant, ainsi que nous l'avons vu, aller jusqu'à cinq ans, la guérison, ou du moins une amélioration, ne soit pas obtenue. La constitution lymphatique, la chloro-anémie peuvent laisser espérer la guérison, parce qu'il y a possibilité de modifier l'organisme. Pour M. Sandras (2), la paralysie consécutive à l'hystérie franche présente des symptômes plus caractéristiques que celle qui accompagne l'hystérie compliquée de chlorose, et elle est souvent incurable. M. Briquet partage la même opinion. Si l'hystérie a succédé à une phlegmasie chronique de l'utérus ou de

(1) Dr Wladimir Tomsa, Allg. milit. ærztl. Zeit. 1864.

(2) Sandras, Maladies nerveuses chroniques. Union médicale, 1852.

ses annexes, à un trouble prolongé dans les fonctions utérines, on peut espérer que la paralysie concomitante cédera à un traitement approprié. La vie n'est pas en danger, mais le pronostic sera plus ou moins fâcheux suivant les parties atteintes. Il est clair, en effet, que, si l'on observe une dysphagie, une paralysie du diaphragme, le pronostic ne sera pas le même que dans le cas d'une paralysie limitée du bras, ou d'une anesthésie cutanée qui passe souvent inaperçue. Si la paralysie est ancienne, le rétablissement des fonctions motrices et sensitives se fait difficilement et lentement. Et enfin, dans quelques cas, la guérison ne peut être obtenue. Il est bien probable qu'alors une complication entée sur la maladie primordiale aura amené ce fâcheux résultat.

ANATOMIE ET PHYSIOLOGIE PATHOLOGIQUES.

Qui ne sait combien sont nombreuses les diverses opinions émises, tant sur le siége de l'hystérie proprement dite, que sur celui de la paralysie hystérique. Loin de moi donc la prétention et l'idée d'ajouter une nouvelle théorie à toutes celles qui ont cours dans la science. Je me contenterai d'en faire une rapide énumération, me réservant cependant d'indiquer celle qui, à mon avis, semble réunir le plus de probabilités pour elle.

MM. Piorry, Macario, Gendrin, Landouzy, Leroy d'Étioles, attribuent la paralysie à la déperdition d'influx nerveux après les attaques. R. Leroy d'Étioles cite à l'appui de cette manière de voir une expérience physiologique qui semblerait lui donner un certain relief.

« Si, dit-il, on irrite avec deux pôles galvaniques la portion lombaire de la moelle d'une grenouille convenablement préparée, on voit que les secousses de mouvement deviennent de moins en moins fortes dans les membres inférieurs, et cessent même complétement. Mais, au bout de quelques instants, le fluide nerveux se reforme, la moelle se recharge de nouveau pour ainsi dire, et les contractions recommencent sous l'excitation galvanique. »

Cette théorie est assez séduisante. Le fait peut être vrai dans les cas où la paralysie survient après les attaques. C'est là, en effet, le cas le plus fréquent, mais il fautaussi observer que bien des paralysies se montrent spontanément.

Pour Brodie (1), Romberg (2), Hasse (3), Winslow (4), Franque (5), il n'y a pas trouble dans l'innervation spinale; la transmission peut se faire, mais c'est l'impulsion motrice elle-même qui ou bien fait défaut, ou bien n'est pas assez puissante pour amener des manifestations. M. Jaccoud (6) partage cette manière de voir. Pour cet observateur, en effet, il y a insuffisance de l'excitation motrice, une véritable névrolysie céré-

(1) Brodie, Lectures illustr. of certains local nervous affections. London, 1837.

(2) Romberg, Lehrbuch der Nervenkrankheiten des menchen. Berlin, 1854.

(3) Hasse, Krankheiten des Nervenapparates. Wirchow's Handbuch. Erlangen, 1855.

(4) Winslow, Obscure Diseases of the Brain. London. 1860.

(5) Franque, Ueber hysterische Kræmpfe und hysterische Læhmungen. München, 1861.

(6) Jaccoud, Les paraplégies et l'ataxie du mouvement. Paris, 1864.

brale, et la perte d'excitabilité se produit d'après le mécanisme physiologique de l'épuisement. Eichmann (1) pense qu'il y a une altération dans la nutrition des centres nerveux. Niemeyer (2) partage à peu près la même opinion. La paralysie est, suivant lui, d'origine centrale. Il n'y a pas d'altération de structure, mais troubles de la nutrition, légers et faciles à réparer dans les centres nerveux de la volonté.

Jusqu'ici l'altération fonctionnelle est localisée dans le système nerveux central. Mais d'autres hypothèses attribuent à des organes différents la causalité de production des phénomènes paralytiques.

Valérius (3) reconnaît pour cause l'affaiblissement de polarité électrique des muscles. On sait que Du Bois Reymond (4) a démontré l'existence des courants électriques musculaires. L'idée de Valérius pourrait ainsi s'appuyer sur un fait physiologique évident. Malheureusement la démonstration en est pour ainsi dire impossible dans l'état actuel de la science. M. Barnier (5), réunissant les deux théories de l'épuisement nerveux et de la localisation dans les muscles, attribue la paralysie à une adynamie des nerfs musculaires.

Pour Szokalsky (6), la moelle allongée est surtout atteinte dans l'hystérie. Il explique ainsi facilement tous

(1) Eichmann, Beitrag zur Pathogenie der Hysterie und zur radicalen Behandlung dieses Leidens Ztschrift des deutschen Chirurgen Vereins, 1852.

(2) Niemeyer, Pathologie interne. Tubingue.

(3) Valérius, Bulletins de la Société de médecine de Gand; 1856.

(4) Du Bois-Reymond, Poggendorf's annal. 1843,

(5) Barnier, Des paralysies musculaires. Thèse d'agrégation de Paris, 1860.

(6) Szokalsky, *loc. cit.*

les symptômes : la moelle allongée réunit, dit-il, les nerfs antérieurs du mouvement et les nerfs postérieurs de la sensibilité. Il semble que l'hystérie manifeste tout d'abord son action sur ces derniers, tellement qu'une attaque hystérique ne serait autre chose qu'une atteinte portée sur les cordons postérieurs, et qui pourrait aussi se porter sur les cordons antérieurs, si la cause est puissante. L'atteinte est-elle légère, on observe à sa suite la sensibilité anormale des nerfs qui prennent leur point de départ dans la partie postérieure de la moelle allongée, tels que les pneumogastriques, glosso-pharyngiens et trijumeaux. De là, la sensation d'oppression, de resserrement épigastrique, de constriction du cou, et enfin le vertige oculaire.

A un degré plus élevé, les nerfs de la partie antérieure sont atteints, et à la suite on observe des convulsions ou bien des paralysies diverses. La constitution anatomique de la moelle allongée explique du reste très-bien cette continuité d'action des nerfs postérieurs aux nerfs antérieurs.

M. Macario (1), dans un nouveau travail, s'élève contre l'opinion qui reconnaît à la paralysie hystérique une origine centrale ; il pense qu'il n'y a là qu'une lésion exclusivement périphérique. Il y aurait perte de l'influx nerveux dans les extrémités nerveuses qui se distribuent aux parties paralysées. Valentiner (2), qui reconnaît comme cause à la paralysie un défaut de nutrition de la substance nerveuse, pense également que

(1) Macario, Mémoire sur les paralysies dynamiques. Paris, 1857.
(2) Valentiner, Die Hysterie und ihre Heilung. Erlangen ; 1852.

la source n'est pas centrale, mais bien que la paralysie est d'origine périphérique.

Je ne crois pas devoir insister sur l'opinion de Brown-Séquard (1) qui considère la paralysie hystérique comme une paralysie réflexe des altérations de l'utérus ou de ses annexes. Cette théorie a déjà été battue en brèche par de plus autorisés que moi, et elle compte maintenant bien peu dans la science.

J'arrive maintenant à une dernière hypothèse, théorie mixte, dans laquelle on rattache la paralysie à la fois au centre et à la partie périphérique du système nerveux. Telle est l'opinion de Henrot (2) et de Benedikt (3).

Je me rattache volontiers à cette dernière proposition; n'observons-nous pas en effet, dans cette variété des paralysies, des symptômes qui sont dus manifestement les uns à des modifications cérébrales, et les autres à des modifications périphériques.

Trouve-t-on dans la paralysie hystérique une altération pathologique spéciale? Il est évident que, si l'on s'attend à trouver des tumeurs, des exsudats volumineux, on sera trompé dans son attente. M. Charcot (4) a publié une très-belle observation de sclérose des cordons latéraux de la moelle épinière chez une femme

(1) Brown-Séquard, Leçons sur le diagnostic et le traitement des principales formes de paralysie des membres inférieurs. Philadelphie, 1861.

(2) Henrot, De l'anesthésie et de l'hyperesthésie hystériques. Thèse de Paris, 1847.

(3) Benedikt, *loc. cit.*

(4) Charcot, Sclérose des cordons latéraux de la moelle épinière chez une femme hystérique atteinte de contracture permanente des quatre membres. Janvier 1865.

hystérique; mais cette femme, quoique offrant quelques-uns des symptômes de la paralysie hystérique, et notamment de l'anesthésie, présentait surtout une contracture des quatre membres. Et d'ailleurs, cette lésion s'observe-t-elle toujours dans la contracture hystérique, ou bien n'est-elle qu'une simple coïncidence?

Des autopsies assez nombreuses de femmes atteintes de paralysies hystériques diverses ont été faites; mais les lésions anatomiques qu'on a pu rencontrer sont bien insignifiantes. Dans mes observations, on trouvera la relation d'une autopsie de paralysie hystérique. L'examen des organes a été fait sous les yeux de M. le professeur Vulpian, et c'est indiquer tout d'abord que les recherches ont été faites avec soin, et par un maître habile. Cependant, on ne parvint à découvrir aucune altération ni dans la moelle, ni dans les muscles.

Dans un cas d'anesthésie musculaire de la clinique de M. Schutzenberger, cas rapporté par M. Sellier (1) dans sa thèse, l'examen histologique a été fait par M. Michel. Cet observateur trouva dans les racines postérieures des nerfs spinaux et dans les cordons postérieurs de la moelle, les tubes nerveux plus minces, inégaux, variqueux, moins nombreux et moins résistants que dans les racines antérieures. Ils contenaient peu ou point de substance grumeleuse. Entre eux, gouttelettes graisseuses et cellules remplies de débris nerveux, de nucléoles, et semblables aux globules purulents de Gluge. Ces cellules se montraient jusqu'au milieu du renflement cervical. J'ai cru devoir rapporter

(1) Sellier, De la nature et du siége de certaines paralysies isolées de la sensibilité. Thèse de Strasbourg; 1860.

cet examen histologique, quoique cette anesthésie musculaire ait été observée chez un homme, et ne soit pas consécutive à l'hystérie. Peut-être dans l'anesthésie musculaire hystérique trouverait-on les mêmes altérations. Gull (1) avait du reste déjà signalé un cas semblable.

Bien des auteurs ont donc déjà dirigé leurs recherches de ce côté, mais sans grand résultat. Est-ce à dire pour cela qu'il n'y a pas d'altération de la cellule nerveuse dans la paralysie hystérique ? Je pense que cette lésion est encore inconnue dans son essence, mais pourquoi n'existerait-elle pas ? Ne savons-nous pas en effet, d'après les beaux travaux de Lockhart Clarke (2), que la chorée, considérée jusqu'à présent comme n'offrant pas de lésion anatomique, en présente au contraire une des plus remarquables.

On trouve en effet généralement, à la partie externe de la substance grise, à l'union de la corne antérieure avec la corne postérieure, des foyers de désintégration. Ces foyers, comme taillés à l'emporte-pièce dans la substance grise, n'offrent plus aucun des éléments du tissu normal, auquel s'est substituée une substance homogène azotée. Nous savons de plus que, d'après les travaux de Demme, de Rokitansky, des altérations de même ordre, mais non de même siége, ont été observées également dans le tétanos et dans la paralysie générale. Du reste, alors même que la lésion anatomique resterait encore longtemps inconnue, ne pourrait-on admettre avec Benedikt, quoique l'électro-physiologie

(1) Gull, Paraplégie. Guy Hospit. Rep.; 1858.

(2) Lockhart Clarke. Indication verbale de M. le Dr Bouchard, après examen des pièces.

des cellules nerveuses soit encore à faire, qu'il y a probablement un changement dans la disposition moléculaire, et dans l'état électrique de ces cellules.

TRAITEMENT.

Je pense qu'il est préférable de reporter à la fin de chacun des articles le traitement qu'il sera utile d'employer dans un cas donné. Je me contenterai de dire ici que, la paralysie hystérique étant souvent liée à la chlorose, la médication tonique sera d'abord instituée. Quelques médicaments sur l'action desquels je m'appesantirai dans l'étude sur les paralysies de la motilité, médicaments parmi lesquels je citerai la strychnine, le seigle ergoté, ont été également préconisés. Enfin, l'hydrothérapie est un puissant adjuvant, que l'eau soit administrée sous forme de douches, de bains de pluie, de bains de vague, ou bien qu'on ait simplement recours au drap mouillé, grâce auquel des paralytiques ont guéri sous mes yeux. Des eaux minérales diverses, des bains composés, ont été donnés dans quelques cas avec succès. On en trouvera l'indication lors de l'étude des paralysies de la motilité. Mais le remède vraiment héroïque est l'électrisation. On emploiera, suivant les cas, soit la faradisation de la peau ou des muscles, des nerfs ou des troncs nerveux, soit la galvanisation. Je dois dire, qu'à mon avis, la galvanisation de la moelle par les courants descendants est la méthode à laquelle on doit le plus de succès dans les paralysies hystériques rebelles.

DEUXIÈME PARTIE

DES ANESTHÉSIES

CHAPITRE PREMIER

DES ANESTHÉSIES EN GÉNÉRAL

On désigne sous lenom d'*anesthésie* (*ana*, sans, *aisthesis*, faculté de sentir) la diminution ou la perte de la faculté de sentir. L'anesthésie était connue au moyen âge; seulement au lieu d'en faire un état pathologique, on la considérait comme une marque de possession diabolique. A cette époque, on reconnaissait l'anesthésie au moyen de l'acupuncture pratiquée sur tous les points du corps.

L'hystérie avait été si peu étudiée jusqu'à nos jours, que cette paralysie, si fréquente dans cette névrose, avait passé presque inaperçue; ce n'est guère qu'en 1843 que M. Piorry démontra, chez les hystériques, l'existence d'anesthésies de la peau, des organes des sens et des muscles. Macario publia un travail tendant aux mêmes conclusions, dans les *Annales médico-psychologiques*, 1844. Cependant ces auteurs considéraient l'anesthésie comme très-rare, et c'est M. Gendrin, 1846, qui démontra le premier la fréquence de l'anesthésie. MM. Henrot, Landouzy et Mesnet l'étudièrent comme paralysie hystérique. Seul, M. Sandras, *Traité des maladies nerveuses*, 1851, considère l'anesthésie comme une complication et ne la rapporte pas à l'hystérie. De nos jours, l'anesthésie a inspiré des travaux très-remarquables, parmi lesquels je citerai la thèse de M. Arnal, la monographie de M. Aug. Voisin et les recherches de M. Liégeois.

Fréquence. L'anesthésie est très-commune. D'après MM. Gendrin, Henrot et Szokalsky, toutes les femmes atteintes d'hystérie présentent de l'anesthésie en un point quelconque du corps. Sur 17 hystériques que Szokalsky a examinées, il a toujours observé de l'anesthésie. M. Briquet est un peu moins affirmatif : sur 400 hystériques il a trouvé 240 fois l'anesthésie, c'est-à-dire 60 p. 100, mais il est vrai de dire qu'il ne tient pas compte des anesthésies de quelques heures qu'on observe quelquefois après les attaques. D'après les quelques recherches que j'ai faites sur ce sujet, on pourrait porter la proportion à 70 p. 100 à peu près. Quel est l'ordre de fréquence des anesthésies? Pour Szokalsky (*Ueber Anæsthesie und Hyperæsthesie bei hysterischen Frauen. Prag. Vierteljahrschrft*, 1851), l'anesthésie cutanée se montre le plus souvent, puis viennent les anesthésies musculaires, des organes des sens et viscérales.

Etiologie. — Je dirai peu de chose de l'étiologie ; ce sujet a déjà été traité lors de l'étude générale, j'ajouterai seulement que l'anesthésie ne s'observe pas toujours ainsi que l'avance M. Gendrin à la suite d'attaques. En effet, M. Briquet sur 221 femmes atteintes d'anesthésie, ne constata l'existence d'attaques antérieures que chez 160.

Variétés. — La paralysie de la sensibilité peut occuper toutes les parties du corps. Elle atteint la peau, les organes des sens, les viscères, les muscles, les os. Elle se présente tantôt sous forme d'hémiplégie, tantôt sous forme de paraplégie. Elle peut aussi n'occuper qu'un membre ou bien s'étendre à tout le corps. Son intensité est également variable, elle peut n'atteindre que la superficie ou bien toute l'épaisseur d'un membre; on l'observe seule ou existant avec la paralysie de la motilité. Dans quelques cas, alternance entre les deux paralysies.

D'après M. Briquet « l'anesthésie n'occupe jamais « que les parties animées par les nerfs provenant de « l'encéphale ou du prolongement rachidien ; jamais elle « n'affecte celles qui reçoivent leurs nerfs principaux du « grand sympathique, telles que les poumons, le tube « digestif, le cœur. »

Cette opinion absolue ne me semble pas juste, en effet n'observons-nous pas des anesthésies hystériques du tube digestif? La tympanite pour certains auteurs est due à une anesthésie de la muqueuse intestinale et des plans musculaires de l'intestin. D'autre part, M. Philipeaux n'a-t-il pas observé et étudié avec soin l'anesthésie de la muqueuse vésicale. Certes on pourra m'opposer que la vessie reçoit de nombreux filets nerveux du prolongement rachidien, mais il est également vrai de dire que les filets du grand sympathique entrent pour une large part dans la composition du plexus hypogastrique. Les extrémités périphériques des nerfs sont seules atteintes dans l'anesthésie. Le tronc et les cordons nerveux conservent leur sensibilité et leur excitabilité, alors que les expansions sont frappées d'insensibilité.

Symptômes. — L'anesthésie se reconnaît très-facilement. Il suffit en effet lorsque cette paralysie occupe la peau, les muqueuses ou les muscles de toucher, de pincer ou de piquer ces parties pour la constater. Quant aux os, ils restent, dans ce cas, insensibles aux chocs les plus violents. Dans les anesthésies sensoriales, les organes ont perdu leur sensibilité spéciale.

Début, marche, durée. — Ainsi que nous l'avons vu précédemment, cette variété de paralysie hystérique se développe graduellement, ou bien elle se montre subitement. Dans le premier cas, elle est quelquefois précédée de fourmillements, picotements ; ou bien aucun phénomène particulier ne vient l'annoncer, et le malade ne reconnaît l'anesthésie que lorsque le médecin cherche à se rendre compte du degré de la maladie. Dans le second cas, elle se manifeste le plus souvent après une attaque.

Quant à la durée, nous savons que l'anesthésie peut n'exister que quelques heures, que d'autres fois elle dure plus longtemps et se dissipe quand les phénomènes hystériques disparaissent. Dans certaines circonstances rares, elle peut persister des années, quoique les autres signes de l'hystérie aient cédé depuis longtemps ; mais même alors, elle ne résiste pas à l'usage des stimulants appropriés.

La marche est celle que nous avons déjà indiquée lors de l'étude générale des paralysies hystériques. C'est-à-dire que l'anesthésie peut alterner avec la paralysie du mouvement, ou bien abandonner subitement une partie du corps pour se fixer sur une autre.

Si l'anesthésie est étendue, elle peut s'accompagner

d'une céphalalgie très-intense, qui semblerait prouver que le point de départ du mal est dans le cerveau.

Pronostic. — Le pronostic de l'anesthésie hystérique n'est pas grave. Si c'est un symptôme commun dans le cours de cette névrose, nous avons vu qu'il persiste rarement. En somme, l'anesthésie n'est grave que lorsqu'elle est très-étendue, qu'elle occupe les muscles et s'étend à des organes importants.

Le diagnostic sera étudié avec soin lors de l'étude de chacune des variétés de l'anesthésie. Je m'étendrai alors aussi sur le traitement dont je ne puis dire ici que quelques mots. L'anesthésie n'étant qu'un des symptômes de l'hystérie, il est clair que l'on devra tout d'abord s'attaquer à la névrose. On prescrira donc le traitement que j'ai déjà indiqué, et ce n'est qu'alors qu'on aura recours aux différents stimulants qui devront amener la guérison de cet état pathologique.

Division. — M. Axenfeld range les anesthésies sous quatre chefs :

1° Anesthésie des nerfs cérébro-rachidiens cutanés ;

2° Anesthésie des nerfs cérébro-rachidiens musculaires ;

3° Anesthésie des nerfs sensoriaux ;

4° Anesthésie des nerfs viscéraux.

Cette classification est excellente. J'étudierai donc successivement l'anesthésie cutanée, l'anesthésie musculaire et enfin les anesthésies des organes des sens et des viscères. Je reporterai à l'étude des anesthésies viscérales et sensoriales l'anesthésie des muqueuses, qui n'est dans ce cas qu'une complication de ces états pathologiques.

CHAPITRE II.

DE L'ANESTHÉSIE CUTANÉE.

Les diverses variétés de sensibilité de la peau étaient peu connues jusque dans ces derniers temps. Gerdy, l'un des premiers (*des sensations et de l'intelligence* ; Paris, 1846), démontra que le sens cutané est multiple. Il fut suivi dans cette voie par Beau (*Recherches cliniques sur l'anesthésie. Archives générales de médecine*, 1848) et par Landry (*Recherches physiologiques et pathologiques sur les sensations tactiles. Archives générales de médecine*, 1852. — *Traité complet des paralysies ;* Paris, 1859). Grâce à ces observateurs, on sait maintenant qu'il existe des sensations distinctes. Gerdy et Landry ont admis les cinq modes suivants de sentir : tact, douleur, plaisir, chatouillement, appréciation de température. Ces variétés sont un peu trop nombreuses, et on peut les réduire à trois : 1° sensation de contact dont les sensations de pression, de chatouillement, de vibration, sont des dérivés ; 2° sensation de température ; 3° sensation de la douleur.

Pour Landry « ces sensations tactiles sont aussi essentiellement distinctes et diffèrent entre elles autant que celles de lumière, de son, d'odeur et de saveur. »

Ces diverses sensations tactiles peuvent être paralysées soit isolément, soit simultanément. La paralysie de contact pourra être appelée anesthésie proprement dite. La paralysie de la douleur sera désignée sous le nom d'analgésie, d'analgie. Jaksch lui impose le nom d'anodynie. Quant au défaut de sensation des températures, M. Axenfeld propose pour l'exprimer le nom de thermo-anesthésie.

Physiologie pathologique. — Il est peu probable que l'anesthésie soit de cause centrale. En effet, les excitations thérapeutiques de la peau y ramènent la sensibilité avec une grande rapidité. C'est ainsi que souvent une seule faradisation a suffi pour faire disparaître une anesthésie de date déjà ancienne. Presque tous les auteurs s'accordent à la considérer comme une paralysie périphérique. Mais à quelle lésion anatomique serait-elle due? Certains physiologistes, en présence de la paralysie isolée des trois sensations tactiles, ont pensé que des éléments anatomiques différents présidaient à ces actions distinctes. Les uns attribuèrent donc des fonctions spéciales à la couche superficielle et à la couche profonde de la peau. Les autres, et parmi eux nous rangerons Jaksch, veulent que les nerfs qui se ramifient dans la peau soient de deux ordres. Les premiers, se terminant dans les corpuscules du tact, présideraient à la sensation du contact et de la température. Les seconds, dont la terminaison est encore inconnue, présideraient à la sensation de la douleur. On comprend du reste combien une telle question est difficile à élucider.

Nous avons vu que cette paralysie était périphérique; elle n'intéresse donc que les filets de la peau. Les cordons d'origine conservent toute leur sensibilité, et il est bien probable que l'altération ne porte que sur les houppes nerveuses qui se ramifient à la surface de la peau. Cette altération serait due, d'après Jaksch, à un changement dans l'ordre physique ou dans la constitution chimique de ces parties terminales. Quoi qu'il en soit de cette explication, Türck (*Beitræge zur Lehre von der Hyperæsthesie und Anæsthesie. Zeitschrift der Gesellschaft der Wiener Aerzte*, nov. 1850), MM. Mesnet et Briquet ont constaté qu'en faisant traverser par une épingle, un pli fait à la peau anesthésiée, les malades ne perçoivent la piqûre qu'alors que l'épingle, après avoir perforé la première moitié du pli, arrive au contact de la face interne de la seconde moitié.

Variétés. — Les trois sensations du tact peuvent être paralysées. Mais quelle est celle qui le sera le plus fréquemment? Beau prétend que l'analgésie précède la perte de la sensation de contact. Landry émet une opinion opposée. La thermo-anesthésie semble assez rare, mais peut-être cela tient-il à ce qu'on ne fait guère les recherches qu'en employant des températures extrêmes. D'après M. Briquet, si on expérimente avec des températures peu différentes de celles de la peau, on trouve qu'elles sont fort mal senties. Il peut y avoir analgésie et thermo-anesthésie sans que le tact soit aboli, mais cette dernière sensation étant paralysée, il est bien rare de voir persister les deux autres. Cependant M. Vulpian a observé une hystérique chez laquelle toutes les sensations cutanées étaient abolies, si ce n'est la faculté de percevoir une très-vive chaleur. Du reste, la paralysie du tact s'observe bien peu ; en effet, ce mode de sentir est indispensable à la conservation de l'individu.

L'anesthésie cutanée peut occuper 1° toute la surface de la peau. Elle serait très-rare d'après Briquet, et se montrerait une fois sur cent. Cependant Szokalsky, sur dix-sept cas d'anesthésie, observa cinq fois ce singulier phénomène. Il est bien peu fréquent cependant de constater une anesthésie complète de la peau, c'est ainsi que, même dans le cas de paralysie prétendue complète, on remarque que presque toujours la paume de la main et la plante du pied ont conservé leur sensibilité intacte.

2° Moitié latérale du corps. C'est une hémiplégie de la sensibilité. Assez commune, on l'observe surtout à gauche, et cela d'après Weber, parce que la peau est douée d'un tact plus fin à gauche qu'à droite. La ligne médiane la limite assez exactement. C'est ainsi qu'une malade plongée dans un bain et présentant cette variété d'hémi-anesthésie, ne percevait que d'un côté le contact de l'eau. Une autre hystérique présentait une anesthésie d'une moitié de la face : aussi, lorsqu'elle buvait, lui semblait-il que le verre était cassé, tant la terminaison était brusque. Dans ces cas d'hémi-anesthésie cutanée, on observe très-souvent une anesthésie des organes des sens du même côté ; c'est là un caractère très-remarquable, car nous savons que, dans l'hémiplégie due à une lésion cérébrale, les lésions des organes des sens sont du côté opposé à la paralysie des membres. Cette différence tiendrait, d'après M. Briquet, à ce que, dans l'hystérie, le point de départ de la lésion est dans le centre des impressions affectives, tandis que, dans les hémiplégies ordinaires, il siége sur le trajet des nerfs dont la fonction est annihilée.

3° Anesthésies partielles. — Elles sont assez étendues ou limitées à quelques centimètres carrés : voici quelles ont été, chez les 240 anesthésiques de M. Briquet, les parties affectées :

« *a.* — Moitié latérale de la face chez 8 malades.

« *b.* — Peau du tronc chez 44. L'insensibilité s'étendait à la totalité de cette partie du corps chez 4; elle était bornée à la moitié gauche chez 16, à la moitié droite chez 3, à une partie du dos chez 10 et à la région épigastrique chez 11.

« *c.* — Membres supérieurs seuls chez 51.

« *d.* — Membres inférieurs chez 31.

« *e.* — Quatre membres chez 4.

« *f.* — Les deux pieds et les deux mains chez 5. »

L'anesthésie partielle occupe presque toujours la partie externe des membres et surtout des membres supérieurs. On l'observe à la face dorsale du pied, autour de la malléole externe, en avant et en dehors de la moitié inférieure de la jambe, à la face dorsale de la main ou de l'avant-bras.

L'anesthésie peut être complète ou incomplète : dans certains cas, on n'observe qu'une obtusion souvent légère, tandis que dans d'autres, toutes les sensations cutanées peuvent être complétement abolies. Nous voyons donc que l'anesthésie générale est très-rare, que l'anesthésie restreinte est très-commune et que l'hémi-anesthésie tient le milieu entre elles.

L'anesthésie semble présenter une certaine relation non avec le trajet des nerfs, mais avec le trajet des vaisseaux. C'est ainsi qu'elle sera plus commune dans les parties éloignées du centre circulatoire.

Symptômes. — Incomplète, l'anesthésie cutanée passe souvent inaperçue. Elle entraîne si peu de désordres que les malades n'en ont souvent pas conscience. En effet, c'est à peine si l'on observe un peu de diminution dans les diverses sensibilités cutanées. Le tact est seulement un peu obtus, la douleur mal sentie et les différences de température mal appréciées.

Complète et existant seule, elle est plus grave, mais n'entraîne des conséquences fâcheuses que dans un petit nombre de cas.

Pour ce qui est de la paralysie du tact, nous voyons le plus fréquemment dans les observations que les différentes propriétés des corps ne sont pas perçues par les malades. Elles ne reconnaissent par le simple contact, ni le poli, ni la dureté, ni l'étendue. Le chatouillement, les vibrations ne déterminent aucune sensation. La vue leur est nécessaire pour constater certaines des propriétés des corps. Elles ne peuvent retenir les objets dans leurs mains si la vue est détournée. De même, la marche leur devient très-difficile pendant l'obscurité. Nous étudierons surtout ce dernier phénomène avec l'anesthésie musculaire. Lorsque la malade veut porter un membre à la rencontre de l'autre, cette action lui deviendra très-difficile si elle a les yeux fermés, parce qu'elle ne sait alors où se trouve le but à atteindre et qu'elle ne peut exactement proportionner ses mouvements qui seront ou trop puissants ou trop faibles. Les tissus érectiles participent aussi à cette anesthésie, mais toutes leurs propriétés ne disparaissent pas par son fait. Nous observons, en effet, l'érection des mamelons du sein, du clitoris, quoique ces organes soient insensibles au toucher.

L'insensibilité à la douleur est aussi remarquable. Les pincements, les piqûres, les incisions, ne sont pas ressentis; il en est de même du passage des courants électriques. Les applications de topiques très-violents, tels que l'ammoniaque, le fer rouge, la potasse caustique, ne sont pas perçues et ne manifestent leur action que par les eschares qu'elles amènent. Les diverses inflammations de la peau, telles que les érythèmes, les érysipèles, quoique déterminant une réaction vive, ne donnent lieu à aucune manifestation douloureuse. Il en est de même lors de l'évolution des pustules vaccinales.

Dans la thermo-anesthésie, les diverses températures sont mal appréciées, il en est de même de l'humidité, de la sécheresse. Nous avons vu que, d'après M. Briquet, cette variété n'est pas si rare qu'on le pensait, mais qu'au lieu de températures extrêmes, il fallait ne procéder que par variations assez faibles. On constate alors que cette anesthésie se rencontre assez fréquemment.

Divers instruments ont été proposés pour mesurer le degré de paralysie de la sensibilité générale du tact. C'est ainsi que le compas de Weber a été employé avec succès. On sait que ce physiologiste, dans ses études sur la sensibilité normale des diverses régions du corps, mesurait avec un compas mousse le degré d'écartement nécessaire pour que les deux pointes fussent exactement senties. Au moyen de ce procédé, on a pu constater que dans l'anesthésie hystérique tactile, l'écartement devait être beaucoup plus grand que cela n'a lieu dans les circonstances normales pour que la perception distincte double fût obtenue. Il faut cependant avoir soin de se rappeler que certaines parties du corps sont inégalement sensibles. Ainsi à la langue, le compas de Weber donne lieu à deux sensations à une distance d'une demi-ligne, tandis qu'aux régions rachidienne ou crurale, à une distance de 30 lignes, les deux pointes sont encore senties comme une seule; Brown-Séquard

(*Recherches sur un moyen de mesurer l'anesthésie et l'hyperesthésie; Gaz. méd.*, Paris, 1849) recommande l'emploi du compas, dont il a retiré de bons effets.

Se basant sur les mêmes données, Sieveking (*British and foreign medical and chirurgical Review*, Jan., 1853) a inventé un instrument encore peu connu aujourd'hui en Allemagne et en France, et qui donne également au moyen de pointes de compas la facilité de reconnaître les lésions de la sensibilité générale tactile. Le Dr Goltz (*Centralblatt der medicinischen Wissenschaften*, 1863, n° 18) a décrit un appareil dont il est l'inventeur et qui permet d'étudier au moyen des vibrations l'étendue de l'insensibilité cutanée. La partie principale de cet appareil consiste en un manchon en caoutchouc que l'on remplit complétement d'eau. Une des extrémités est appliquée sur la peau, tandis qu'on détermine par des pressions rhythmiques, dont on peut évaluer la force et qui sont exercées sur l'autre extrémité, des ondulations dans la masse liquide. Ces ondulations doivent être comptées par le malade et il doit en déterminer approximativement la force. Cet appareil est encore peu connu. Peut-être pourrait-il être de quelque utilité.

Lorsqu'elle est peu étendue, l'anesthésie est vaguement accusée par les malades. Lorsqu'elle est intense, elles peuvent se plaindre d'engourdissements, de fourmillements, de picotements, de difficulté dans les mouvements. Dans quelques cas même, douleurs lancinantes.

La température de la peau anesthésiée est abaissée de 1 à 2 degrés centigrades et il y a un défaut de résistance à la température ambiante. La circulation capillaire se fait mal.

Diagnostic. — Chez les hystériques, on devra tout d'abord se mettre en garde contre l'anesthésie simulée. Nous avons déjà indiqué comment, au moyen de l'électricité, on pourra éviter toute supercherie.

Mais bien d'autres maladies sont accompagnées d'anesthésie cutanée. Nous devons donc énumérer les signes au moyen desquels on pourra arriver à un diagnostic précis.

Tumeurs. — Les nerfs peuvent être comprimés par des tumeurs de diverses natures; les parties auxquelles ils se distribuent deviennent insensibles. Les névralgies du sciatique, du trijumeau donnent quelquefois lieu au même phénomène, mais dans ces cas, les commémoratifs et l'étude des symptômes montreront qu'il n'y a pas là une anesthésie hystérique limitée.

Suppression des règles, grossesse. — M. Mesnet a signalé l'anesthésie cutanée lorsqu'il y a suppression des règles, mais il me semble que dans ce cas on pourrait rapporter l'anesthésie à l'hystérie. Nous savons en effet combien la suppression des règles constitue une prédisposition à cette névrose. De plus c'est généralement chez les femmes chlorotiques que cet accident se montre, or presque toutes les hystériques sont chlorotiques. Les mêmes considérations peuvent s'appliquer aux anesthésies cutanées observées pendant la grossesse.

L'aliénation mentale (Calmeil), l'embarras gastrique, la fièvre typhoïde, la fièvre synoque (Beau), présentent quelquefois comme complication de l'anesthésie cutanée. Mais le diagnostic n'est pas difficile à cause du caractère tranché de ces maladies. Nous savons de plus que l'anesthésie hystérique se montre le plus souvent à gauche ; lorsqu'au contraire l'anesthésie reconnaît une autre cause, on l'observe indifféremment des deux côtés.

Le scorbut, la pellagre, l'éléphantiasis, sont quelquefois accompagnés d'anesthésie cutanée, mais la cause est dans ces cas tellement patente qu'il n'y a pas à hésiter.

Dans l'acrodynie, on observe souvent une anesthésie de la paume des mains et de la plante des pieds : cette dernière même assez intense pour que le malade ne sente pas la résistance du sol sur lequel il s'appuie, mais les commémoratifs mettront bientôt sur la voie.

Les hémorrhagies cérébrales, le ramollissement amènent des troubles de la sensibilité cutanée, mais l'hémi-anesthésie hystérique présente des caractères bien tranchés qui permettront de la différencier. On constate en effet de la perte de sensibilité de la peau de la face et des organes des sens, mais ces phénomènes existent du côté paralysé et non du côté opposé comme dans l'hémorrhagie cérébrale. De plus l'anesthésie hystérique est bien plus intense que celle qui succède à ces lésions de l'encéphale.

Anesthésie saturnine. — Ici le diagnostic peut présenter quelques difficultés. En effet, bien des caractères sont communs aux deux affections. C'est ainsi que dans l'anesthésie saturnine, l'étendue est quelquefois limitée, l'apparition brusque ou d'autres fois précédée de fourmillements. Disparition subite suivie de retours fréquents. On voit quelle ressemblance avec l'anesthésie hystérique. Mais l'anesthésie saturnine est accompagnée d'après Tanquerel des Planches (1) de phénomènes d'infection générale et primitive produits par le plomb. Teinte jaune de la peau, de la conjonctive et des urines. Amaigrissement. Coloration brunâtre des dents, teinte ardoisée des gencives. Ces manifestations ne se retrouvent jamais dans l'hystérie et permettent de reconnaître la véritable nature de l'anesthésie.

La pleurésie, la péritonite s'accompagnent quelquefois d'anesthésie cutanée. On pourrait également prendre les douleurs concomitantes pour des hyperesthésies des muscles correspondants, il faudra alors rechercher tous les signes de ces phlegmasies et constater avec soin les troubles géneraux et la fièvre qui, graves dans la pleurésie et dans la péritonite, sont peu considérables dans l'hystérie.

Marche, durée, terminaisons. — Très-variables comme celles de toutes les manifestations hystériques. La marche est irrégulière. L'anesthésie disparaît subitement pour reparaître bientôt ou bien elle subit des modifications en plus ou en moins dans son intensité. Si elle n'occupe qu'une petite étendue, l'anesthésie cutanée se dissipe facilement, soit parce que les troubles hystériques décroissent, soit parce que le traitement employé aura été efficace. Lorsqu'elle est étendue, parfois elle se limite peu à peu et comme par degrés ; après avoir été totale, elle ne se montre plus que sur une sensation cutané, ou abandonne les régions précédemment occupées : d'après Beau, le creux épigastrique serait le dernier lieu où elle persiste ; ou bien elle s'étend en

(1) Tanquerel des Planches, Traité des maladies de plomb; 1839.

surface, et gagne peu à peu les muscles et les parties profondes. Dans ces cas elle est souvent très-tenace.

Elle peut aussi se transformer brusquement en hyperesthésie.

Complications. — L'anesthésie cutanée existe rarement seule. On observe avec elle des anesthésies des muqueuses, surtout de la conjonctive gauche. Dans le cas où la peau étant anesthésiée, les muqueuses conservent leur sensibilité, la limite entre les surfaces sensibles et insensibles est nettement établie par la ligne d'union de la peau et des muqueuses. La paralysie des organes des sens, des nerfs musculaires coexiste fréquemment avec l'anesthésie cutanée. D'autres fois, les mêmes nerfs dont les extrémités cutanées sont paralysées peuvent être le siége d'une sensibilité morbide exagérée dans une autre partie de leur trajet. C'est ce qu'on a appelé du nom bizarre d'anesthésie douloureuse. La paralysie du mouvement coïncide souvent avec l'anesthésie cutanée. D'autre part les muscles superficiels des régions, siége de l'anesthésie cutanée, sont souvent atteints d'hyperesthésie.

Traitement. — Il est bien entendu que le traitement général des paralysies hystériques, tel que nous l'avons indiqué au début de ce travail, sera administré. Si l'anesthésie résiste à ces moyens dirigés surtout contre les causes de l'état hystérique, il faudra avoir recours à un traitement plus actif. On donnera l'opium à petites doses, 0 gr. 05, 0 gr. 10 ou 0 gr. 15, continuées pendant longtemps. Mais c'est là un moyen sur lequel il faut peu compter. Il en est de même de l'extrait de noix vomique et des antispasmodiques. L'hydrothérapie a produit de bons résultats. Koch (*Wurtemberg. Corresp.-Blatt*, 1860) donne l'observation d'une jeune fille, atteinte d'une hémi-anesthésie du côté gauche et qui guérit parfaitement par l'emploi de l'eau froide à l'intérieur et à l'extérieur. Des frictions chloroformées furent le seul adjuvant de cette médication. Golding-Bird vit aussi une malade chez laquelle l'anesthésie disparut à la suite de bains de siége froids donnés chaque matin contre une leucorrhée.

Mais le traitement local est de beaucoup le plus efficace. Il réussit généralement 8 fois sur 10. Les topiques et l'électrisation en forment la base. Les topiques narcotiques sont insuffisants; il faut presque toujours recourir aux topiques irritants. On emploiera les frictions avec l'ammoniaque unie à l'huile, avec la teinture de cantharides, l'huile essentielle de moutarde, le baume de Fioraventi; ou bien on appliquera des sinapismes répétés, dont il faudra surveiller l'action avec soin. Les frictions avec l'huile de croton tiglium sont souvent efficaces, mais elles peuvent amener des accidents graves. C'est ainsi qu'il m'a été donné, alors que j'étais interne de M. Vigla, d'observer une femme chez laquelle, à la suite de frictions avec l'huile de croton tiglium, d'après la méthode de Trousseau, il se développa un éléphantiasis incurable. Les emplâtres vésicants ont aussi donné quelques succès. En somme, ces topiques peuvent bien ramener la sensibilité de la peau, mais ils altèrent son tissu, laissent des traces souvent désagréables, ou peuvent être le point de départ d'érysipèles, de suppurations.

Mais si l'anesthésie est rebelle, il nous reste un moyen

héroïque, nous voulons parler de la faradisation. M. Duchenne (de Boulogne), dans son remarquable livre sur l'électricité localisée, a donné les règles que l'on doit suivre chaque fois qu'on devra pratiquer la faradisation. M. Duchenne est un tel maître, qu'on ne peut mieux faire que de reproduire ses indications. On emploiera soit la main électrique, qui n'exerce guère d'action thérapeutique appréciable qu'à la face, soit les rhéophores; c'est à ces derniers qu'on devra surtout donner la préférence. On emploiera les rhéophores pleins, si l'anesthésie est incomplète; en cas contraire, on a recours aux fils métalliques, dont l'action profonde triomphe de la paralysie. La rougeur de la peau se montre d'abord, puis surviennent de la chaleur, des fourmillements et de la douleur. L'action thérapeutique est souvent immédiate, il suffit de 5 à 6 minutes pour réveiller la sensibilité. Malheureusement, cette guérison peut n'être que temporaire. L'anesthésie reparaît sous l'influence de l'état hystérique; mais ces rechutes sont d'autant moins faciles que la faradisation a été plus souvent pratiquée. L'électrisation peut aussi agir à distance. On a vu la faradisation du membre inférieur rappeler la sensibilité du membre supérieur anesthésié. Il est une variété d'anesthésie cutanée qui s'accompagne de troubles quelquefois graves, c'est l'anesthésie de la main ou de la plante des pieds. Dans ces cas, il faudra recourir non-seulement à l'excitation électro-cutanée, mais encore à l'excitation des nerfs collatéraux.

L'anesthésie des muqueuses est également très-fréquente; mais il me semble que cette étude trouvera plus naturellement sa place lorsque je décrirai les anesthésies des organes des sens ou les anesthésies viscérales. Je dirai seulement ici que l'anesthésie des muqueuses semble toujours consécutive à celle de la peau. De plus, l'insensibilité commence par les muqueuses de la partie supérieure du corps, et ne s'étend que plus tard à celles de la partie inférieure, qui sont ainsi plus souvent respectées. Cette différence serait due, d'après M. Briquet, à ce que les passions se manifestent plus souvent par les parties supérieures que par les parties inférieures.

CHAPITRE III.

ANESTHÉSIE MUSCULAIRE.

SYNONYMIE. — Paralysie du sens musculaire. — Paralysie du sentiment d'activité musculaire. — Paralysie de la sensibilité électro-musculaire.

« Une mère, nourrissant son enfant, atteinte de paralysie, perd la puissance musculaire d'un côté du corps, et en même temps, la sensibilité de l'autre. Circonstance extraordinaire et fâcheuse. Aussi longtemps qu'elle regardait son enfant, elle pouvait le présenter à son sein, du bras qui avait conservé la puissance musculaire; mais, si les objets environnants venaient à distraire son attention de la position de son bras, les muscles fléchisseurs de ce dernier se relâchaient peu à peu et l'enfant courait risque de tomber.

« Nous voyons d'abord, dans ce cas (ajoute Bell), que les nerfs du bras jouissent de deux propriétés distinctes, qui disparaissent ou sont conservées selon la perte des uns et l'intégrité des autres; ensuite, que ces deux propriétés doivent l'existence à un ordre spécial de nerfs, et enfin que la puissance musculaire est insuffisante pour régler les mouvements des muscles si la sensibilité musculaire n'est là pour l'accompagner. »

Telle est la première observation bien connue d'anesthésie musculaire. Elle est due à Ch. Bell (*The hand; its mechanism and vital endowments;* London, 1834. Chap. 9, *On the muscular sense*). Les Allemands prétendent, il est vrai, que dès 1822, Nasse (*Zeitschrift für die psychischen Aerzte*) avait donné des exemples d'anesthésie musculaire sans paralysie de la sensibilité, mais il est juste de dire que c'est Bell, le premier, qui a trouvé l'explication des phénomènes observés : Romberg, en 1840 (*Nervenkrankheiten*), a écrit un chapitre spécial sur cette paralysie.

En 1840, Brach (*Ueber einen nicht hinlænglich beob. Punkt aus der Phys. der Nerven, und eine eigentl. Art v. Lœhmung*, *med. Zeitschr. des Vereins f. Heilkunde in Preussen*, 1840) parla aussi de la sensibilité musculaire, il donna à cette propriété le nom de sentiment du mouvement.

Gerdy (*Des sensations et de l'intelligence;* Paris, 1846) la reconnut aussi et la désigna sous le nom de sentiment d'activité musculaire.

En 1849, E.-H. Weber, dans son article *Tastsinn und Gemeingefühl* in *Wagner's Handwœrterbuch der Physiologie*, a parlé aussi de cette anesthésie. Aussi est-on très-étonné de voir, en 1853, M. Landry (*Recherches physiologiques et pathologiques sur les sensations tactiles*, *Arch. générales de médecine*, 1853) s'attribuer la découverte du sens musculaire.

Enfin plus tard, MM. Duchenne (de Boulogne), Briquet

et Axenfeld, ont traité la paralysie du sens musculaire. M. Schutzenberger, à Strasbourg, a aussi étudié cette question avec soin et a inspiré sur le même sujet trois thèses intéressantes dues à MM. Rustegho (*Essai sur les paralysies hystériques*; Strasbourg, 1859), Cellier (*De la nature et du siége de certaines paralysies isolées de la sensibilité*; Strasbourg, 1860) et Sizaret (*De l'Anesthésie musculaire*; Strasbourg, 1860).

Physiologie pathologique. — La sensibilité musculaire est presque universellement admise. Remak seul nie son existence. Elle serait due, suivant Ch. Bell, à un ordre spécial de nerfs musculaires. Pour ce physiologiste, deux ordres de nerfs se ramifient dans les muscles : en excitant l'un, le muscle se contracte ; en excitant l'autre, il n'y a pas de contraction, ce dernier ordre serait destiné à la sensibilité.

Par analogie avec l'anesthésie cutanée, on avait voulu reconnaître aussi trois modes de sensibilité musculaire : sensibilité musculaire tactile (contact, palper, massage), sensibilité musculaire douloureuse (douleur myosalgique, douleur de crampe), sensibilité de contraction (sens ou conscience musculaire de Bell, sentiment d'activité musculaire de Gerdy). On avait même pensé que chacune de ces sensibilités pouvait être paralysée isolément; les faits pourraient seuls juger la question.

Pour M. Axenfeld, la sensibilité musculaire est une. Un muscle devenu indifférent aux impressions tactiles musculaires, perd toujours du même coup la faculté de sentir, soit la douleur, soit l'état d'élongation ou de raccourcissement, où le placent les mouvements actifs et passifs.

Nous nous trouvons ici encore en face de cette grande question, qui domine toute la physiologie pathologique de la paralysie hystérique. L'anesthésie musculaire hystérique est-elle périphérique ou tient-elle à un état morbide des centres nerveux, de la moelle ou de l'encéphale? En faveur de la première opinion on peut alléguer qu'ici comme dans l'anesthésie cutanée, la faradisation, qui bien évidemment ne s'adresse qu'à la périphérie, suffit souvent seule à amener la guérison.

Fréquence. Début. — L'anesthésie musculaire n'est pas rare dans l'hystérie, bien que son degré de fréquence soit difficile à établir. Les malades, en effet, ne se plaignent que lorsque les mouvements deviennent gênés. Aussi l'anesthésie musculaire d'emblée est-elle peu connue, on n'a guère de notions que sur l'anesthésie musculaire consécutive à l'anesthésie cutanée.

M. Briquet a eu l'occasion de la rencontrer assez fréquemment. Il l'a observée

Aux 4 membres..................	chez	5	malades.
Moitié gauche du corps...........		42	—
Côté droit........................		13	—
Membres inférieurs des deux côtés.		10	—
— du côté gauche seul.		7	—
— du côté droit seul..		3	—
Membres supérieurs des deux côtés.		2	—
— du côté gauche seul.		3	—
— du côté droit seul..		2	—
Divers muscles du thorax.........		10	—
Muscles intrinsèques du larynx...		8	—

L'anesthésie n'est jamais limitée à un seul muscle, mais atteint un groupe.

Elle accompagne le plus souvent l'anesthésie cutanée, mais quelquefois on a pu la constater isolée. Les mouvements volontaires sont ordinairement perdus ou affaiblis en même temps que la sensibilité musculaire; cependant, M. Duchenne a observé l'anesthésie musculaire spontanée chez une hystérique bien que les mouvements fussent conservés. Elle peut débuter lentement. On observe alors des fourmillements, de l'engourdissement et du tremblement dans les membres qui seront atteints. Dans d'autres cas les symptômes précurseurs manquent, soit que l'anesthésie survienne lentement, ou soit qu'elle apparaisse brusquement après une attaque.

Symptômes. — Une fois confirmée, l'anesthésie musculaire se manifeste par des phénomènes des plus intéressants. Les muscles sont insensibles; les diverses excitations portées sur eux resteront sans résultat. C'est ainsi qu'on pourra enfoncer de longues aiguilles dans la profondeur des membres sans déterminer de douleur. Les muscles seront également insensibles au pincement, à la compression portée même à un très-haut degré et à la faradisation. Les mouvements actifs ne seront pas perçus par les malades. En l'absence de la vue, elles croiront avoir exécuté les mouvements qu'on leur aura ordonnés, alors que leurs membres seront restés dans une immobilité absolue. Les mouvements passifs ne sont pas non plus appréciés. On peut imprimer à un membre entier des mouvements très-étendus sans que le malade en ait conscience. L'excitation électrique donne dans ces cas de bonnes indications. En effet, le passage du courant détermine des contractions musculaires très-fortes, à la suite desquelles la position des membres peut être changée. Eh bien! non-seulement ce changement de position n'est pas perçu, mais encore le muscle reste complétement insensible à la douleur déterminée par la faradisation. Le poids, la résistance des corps ne sont pas appréciés.

Le plus ordinairement la contractilité musculaire persiste avec cette variété d'anesthésie, d'autres fois on observe avec elle de la paralysie des mouvements.

a. La contractilité musculaire est normale, mais le muscle n'a plus conscience de la force nécessaire pour exécuter les mouvements. Aussi ces derniers auront-ils trop ou trop peu d'ampleur. La sensibilité musculaire fait défaut, la malade devra donc suppléer par la vue à cette faculté qui lui manque.

Elle ne pourra donc marcher dans l'obscurité et ne sentira pas le sol parce qu'à l'anesthésie musculaire qui empêche la sensation de résistance, se joint le plus souvent l'anesthésie cutanée. Et le sentirait-elle, les mouvements de la marche sont ou trop faibles ou exagérés, et la progression ne peut s'effectuer que très-difficilement. Dans la station debout, la malade chancelle et doit être soutenue. C'est aussi au défaut de proportion entre la force déployée et la résistance ou le volume des objets, qu'il faut attribuer la maladresse qu'on observe dans les cas d'anesthésie musculaire. Ainsi les malades laissent tomber les objets ou les brisent par des contractions musculaires trop énergiques. Si la vue supplée à la sensibilité musculaire, les divers mouvements pourront s'effectuer avec assez de régularité. Il n'y a donc pas paralysie et ce qui le prouve c'est que les membres peuvent être mus avec force même sans le secours de la vue.

b. Avec l'anesthésie musculaire coïncide la paralysie du mouvement, c'est-à-dire que les nerfs sensitifs et moteurs musculaires sont à la fois paralysés. Cette akinésie peut être complète ou incomplète. On comprend combien il sera alors difficile de démontrer l'anesthésie musculaire, puisque, ainsi que le dit M. Axenfeld : « Les plus tranchés de ses signes dérivent de l'opposition frappante entre la sensibilité qui est perdue et le mouvement qui persiste. » Les phénomènes directs, tels que l'inconscience de la position des membres, le défaut de perception, soit de douleur, soit des mouvements passifs, peuvent alors seuls mettre sur la voie, joints à l'absence de la contractilité électro-musculaire.

Complications. — L'anesthésie musculaire est souvent accompagnée de l'anesthésie cutanée ; d'autres fois au contraire il y a hyperesthésie de la peau au niveau des muscles anesthésiés. L'amaurose ou d'autres anesthésies sensoriales s'observent aussi simultanément avec l'anesthésie musculaire. M. Duchenne a également constaté avec elle la paralysie de la conscience musculaire ou la perte de l'aptitude motrice indépendante de la vue. On a souvent confondu avec l'anesthésie musculaire pure, cette variété de la paralysie, mais elle en diffère : en effet les femmes atteintes de la première peuvent exécuter des mouvements dans l'obscurité ; ces mouvements sont incertains il est vrai, mais enfin ils existent. Dans la seconde, au contraire, les mouvements sont complétement impossibles dans l'obscurité. Deux femmes présentaient ce phénomène pathologique au plus haut point. L'une ne pouvait quitter sa chaise lorsqu'elle y était surprise par les ténèbres. L'autre tomba

une nuit de son lit, pendant une attaque hystérique, et quoique la connaissance et la volonté eussent complétement reparu, elle dut rester dans une position très-gênante jusqu'au jour. La paralysie du mouvement accompagne aussi quelquefois l'anesthésie musculaire. Le plus ordinairement elle n'est pas complète, il n'y a diminution que de 1 ou 2/3 de force musculaire, mais dans certains cas elle est assez intense, les malades sont à peu près paralytiques; couchées elles peuvent encore soulever leurs membres, mais debout elles ne peuvent supporter le poids de leur corps. Dans des cas de ce genre lorsqu'il y a en même temps anesthésie et analgésie cutanées, on observe des pseudo-paralysies bien décrites par Benedikt. (*Ueber læhmungsartige Stærungen der Motilitæt ohne eigentliche Paralyse.*)
Wien. med. Wochschrft. 1862.

Diagnostic. — Il est simple; il suffit, en effet, de piquer profondément les muscles, de les comprimer, et de déterminer par la faradisation des mouvements non perçus pour reconnaître l'anesthésie musculaire.

On pourrait dans quelques cas confondre les troubles de la coordination des mouvements signalés dans cette paralysie avec les phénomènes de même nature qu'on observe dans l'ataxie. Mais nous avons vu que si ces malades présentent, lorsqu'elles ne voient pas, de la gêne dans la marche et dans les autres fonctions musculaires, il n'en est plus ainsi lorsqu'elles peuvent fixer leurs membres et surveiller leurs mouvements. Dans l'ataxie au contraire, ces diverses manifestations pathologiques persistent, bien que le malade mette toute son attention à les réprimer.

La paralysie musculaire peut être confondue avec l'anesthésie, surtout si l'examen est superficiel. Mais dans la paralysie, la contraction est affaiblie ou nulle, le dynamomètre nous le prouve ; dans l'anesthésie, au contraire, la contractilité est intacte et les mouvements exécutés très énergiques. Dans la paralysie, les membres semblent lourds, difficiles à mouvoir ; dans l'anesthésie, ils semblent très-légers. Enfin d'après Landry, chez les paralytiques, l'irritabilité musculaire est souvent diminuée ou abolie.

Pronostic. — Si l'anesthésie est peu étendue, incomplète, le pronostic n'est pas grave. Elle cède soit spontanément, soit à un traitement approprié. Le pronostic est plus sérieux si elle est compliquée soit d'anesthésie de la peau, soit de paralysie du mouvement; elle indique alors une grande puissance de l'état hystérique.

Traitement. — Régime et médication toniques. Hydrothérapie. On peut aussi tenter l'usage de la strychnine, mais le meilleur traitement consiste dans l'excitation directe des nerfs musculaires par l'électrisation.

CHAPITRE IV.

ANESTHÉSIE DES OS.

L'anesthésie des os n'a été observée que chez des hystériques. Il y a peu de chose à dire sur cette variété de l'anesthésie. On la constate en frappant rudement les extrémités osseuses recouvertes par des parties molles peu épaisses, telles que l'extrémité inférieure de l'humérus, le cubitus, la crête antérieure du tibia. Non-seulement la douleur n'est pas perçue, mais encore la malade ne croit pas avoir été touchée si on a eu soin de détourner sa vue.

L'anesthésie des os n'est jamais primitive, elle succède à l'anesthésie cutanée et à l'anesthésie musculaire ou coïncide avec elles.

CHAPITRE V.

ANESTHÉSIE DES ORGANES DES SENS.

Il n'y a guère qu'une quinzaine d'années que l'on a découvert la nature des altérations fonctionnelles des organes des sens survenues chez les hystériques. On avait bien observé auparavant des amauroses et des surdités, mais on n'avait pas songé à rapprocher ces phénomènes, de la névrose hystérique, et on avait considéré ces cas comme anormaux.

Fréquence. — Les anesthésies sensoriales s'observent assez fréquemment, tous les sens peuvent être atteints séparément ou simultanément. Elles ne se produisent qu'à la suite des anesthésies de la peau et des muqueuses ; il est très-rare de voir des anesthésies sensoriales d'emblée, aussi nous expliquons-nous que, dans les cas d'anesthésie cutanée complète, les organes des sens sont paralysés des deux côtés et que dans l'hémi-anesthésie cutanée, la paralysie reste limitée aux organes des sens d'un seul côté et toujours du côté anesthésié, le gauche dans l'immense majorité des cas.

M. Briquet a observé 93 cas d'anesthésies sensoriales.

Tous les sens étaient atteints	chez 58
Un des yeux	16
Une des oreilles	3
Une des moitiés de la bouche	1
Un œil et la narine correspondante	5
Une narine et la moitié correspondante de la bouche.....	2
Un œil, une narine et une oreille.....................	4
— et une moitié de la bouche..........	4
Une oreille, une narine et une moitié de la bouche	4

« Si l'anesthésie n'occupe que des portions restreintes « de la peau, l'anesthésie des organes des sens ne se « voit que rarement. Je ne l'ai observée que chez 3 ma- « lades et ce fut précisément chez celles qui avaient de « l'anesthésie de la face. » En somme, les yeux sont le plus ordinairement atteints et c'est par eux que commence l'anesthésie.

Variétés. — Les anesthésies sensoriales, avons-nous vu, peuvent exister seules ou simultanément. Elles varient dans leur intensité depuis le simple affaiblissement jusqu'à la perte complète de la sensibilité spéciale.

L'anesthésie des muqueuses ou de la peau qui tapissent les organes des sens peut également accompagner l'anesthésie sensoriale. On observe alors des symptômes spéciaux sur lesquels j'insisterai lors de la description de chacune en particulier.

Durée. — L'anesthésie des organes des sens peut disparaître subitement au bout de quelques jours et même de quelques heures. Le plus ordinairement elle dure quelques mois et se dissipe soit spontanément, soit à la suite d'un traitement. Quelquefois, elle fait le désespoir des hystériques pendant des années, pour cesser presque instantanément sous l'influence de stimulants appliqués à la peau. Ces anesthésies disparaissent toujours sans laisser de traces.

Diagnostic. — Le diagnostic de cette variété d'anesthésie est des plus simples. Il suffit en effet de se rappeler qu'elle succède toujours à l'anesthésie de la peau et des muqueuses, et que le plus ordinairement elle occupe le côté gauche. De plus, il est bien rare qu'un organe isolé soit paralysé, deux ou trois le sont en même temps; la paralysie est rarement complète. On ne confondra donc pas l'affaiblissement des organes des sens avec la paralysie observée à la suite, de compression des nerfs encéphaliques par une tumeur, d'hémorrhagie cérébrale ou de ramollissement. L'anesthésie sensoriale n'est pas un phénomène de début de l'hystérie, on la rencontre après de nombreuses attaques ou d'autres manifestations hystériques.

Pronostic. — Le pronostic n'est jamais bien grave. Nous avons vu, en effet, que l'anesthésie des organes des sens guérissait toujours. Elle ne devient fâcheuse que lorsqu'elle dure longtemps et qu'elle occupe un organe important tel que les yeux.

§ 1. — Amaurose.

L'amaurose est, avons-nous vu, de toutes les anesthésies sensoriales la plus fréquente. C'est elle qui avait été observée par les auteurs anciens, qui du reste n'en faisaient qu'une coïncidence. Pomme et Télinge (*Journal de méd. chir., et pharmacie,* 1771) en citent des observations. A une époque plus rapprochée de nous, Allègre (thèse sur l'hystérie et l'épilepsie, 1833), Landouzy (*Traité de l'hystérie*) notent également des cas d'amaurose dans l'hystérie. En 1842 Hocken publia à Londres un ouvrage dans lequel il traita de l'amaurose hystérique (Dr Édouard Hocken; London, 1842. *An exposition of the pathology of Hysteria, elucidated by a reference to the origin, diagnosis of hysterical amaurosis*). Depuis ce dernier auteur, les travaux sur ce sujet se sont multipliés. Nous citerons : *Hémiplégie et cécité hystériques; Mémoires de l'Académie des sciences*, t. III, livre VIII, Dr Gaussail, 1848. — Szokalski, *Amblyopie in Folge unbefriedigten Geschlechtstriebes*, *Prag. med. viertjahrschrift*, 1846, et même journal, 1851. — *Hysterische Anæsthesie*, Koch, *Wurtemberg*, *Corresp.-Blatt*, 1860. — *Amblyopa nervosa*, Dr Gerold; Halle, 1861. Les ophthalmologistes ont aussi parlé de l'amblyopie hystérique. Udo, de Marseille, *Annales d'occulistique*, t. XLI. — Le Dr Galezowski, *Sur les altérations des nerfs optiques et les maladies cérébrales dont elles dépendent*, thèse de Paris 1865, ont chacun cité des observations d'anesthésie rétinienne.

Variétés. — Hocken divisait l'amaurose hystérique en aiguë et en chronique. Il est préférable de la diviser en complète et incomplète. Elle peut n'atteindre qu'un seul œil ou affecter les deux. Une moitié de la rétine peut être seule paralysée, on observe alors une hémiopie avec ses symptômes caractéristiques. Rarement unique, elle est le plus souvent liée à des anesthésies des autres organes des sens. L'anesthésie de la conjonctive l'accompagne fréquemment. D'après Gendrin même, toutes les hystériques présenteraient de l'anesthésie de la conjonctive gauche. Cette proposition est trop absolue, cependant il est vrai de dire que cette variété de paralysie est fréquente dans cette névrose.

Début, marche, durée, terminaison.—Quelquefois brusque ainsi que nous le voyons dans les observations de Koch, l'amblyopie hystérique se développe le plus souvent peu à peu. Elle paraît après une attaque ou se manifeste comme d'autres symptômes hystériques alors même qu'il n'y a pas d'attaques. Comme tous les symptômes de même ordre, elle présente des alternatives d'amélioration et d'aggravation. Sa durée est variable. Tantôt rapide dans son apparition et fugace, elle ne se montre que pendant quelques jours, tantôt au contraire on la voit persister pendant des mois et même des années. Malgré cette fâcheuse complication, l'amblyopie hystérique se termine toujours par la guérison. Je ne crois pas qu'on ait observé d'exemples de durée indéfinie de cette anesthésie.

Physiologie pathologique. — La rétine est évidemment paralysée dans l'amaurose hystérique, mais n'est-ce là qu'une paralysie fonctionnelle sans altération, ou bien cette paralysie est-elle liée à une lésion du centre nerveux ou des parties profondes de l'œil? Une observation de M. Galezowski tendrait à faire admettre cette opinion. Il trouva en effet à l'examen ophthalmoscopique chez une malade du service de M. Hérard à Lariboisière, atteinte d'amblyopie hystérique de l'œil gauche, une congestion capillaire très-prononcée ainsi qu'une infiltration péripapillaire. Il ajoute même que probablement des désordres semblables existaient dans le centre visuel du cerveau. Sans nous rattacher complétement à cette dernière opinion, il nous sera permis de faire remarquer que voici une femme reconnue hystérique par M. Hérard et chez laquelle dans une amaurose regardée comme fonctionnelle par presque tous les auteurs, il a été donné de reconnaître une altération. Je ne prétends du reste pas arguer de ce fait pour établir que la paralysie hystérique doit présenter des lésions encore inconnues du centre nerveux, d'autant plus que dans le cas précédent on pourrait nous opposer que, l'amblyopie étant survenue après une attaque, il y a eu probablement congestion cérébrale et rétinienne. D'autres auteurs, et parmi eux je cite Koch (*loc. cit.*), ont également employé l'examen ophthalmoscopique chez des malades atteintes d'amaurose hystérique et n'ont pas trouvé d'altérations sensibles. Peut-être faut-il faire une distinction entre l'amblyopie qui survient après une attaque et celle qui se manifeste pour ainsi dire spontanément dans l'état hystérique.

Symptômes. — L'amaurose hystérique est le plus souvent incomplète, aussi n'observe-t-on tout d'abord que de légers troubles dans la vision, troubles qui, lorsqu'un seul œil est le siége de la maladie, passent souvent inaperçus. Les malades éprouvent seulement un peu de difficulté à coudre et à lire, et si le travail est un peu soutenu, un léger sentiment de fatigue dans l'orbite. Les objets ne présentent pas leur coloration ordinaire; ainsi chez une malade observée par M. Galezowski, le jaune et le rose paraissaient blancs, le vert, le rouge et le bleu semblaient noirs. A un degré plus avancé ces divers symptômes augmentent de gravité et il peut arriver un moment où les malades ne distinguent pas le jour de la nuit. A ce point on observe les différents phénomènes décrits dans l'amaurose commune : disparition des phosphènes ; élargissement de la pupille qui ne se contracte pas sous l'influence de la lumière. Cependant, dans l'observation de M. Gaussail (*loc. cit.*), la pupille réagissait contre la lumière. L'œil n'est pas injecté. Hocken signale aussi des mouvements convulsifs des paupières et de la photophobie. La paralysie peut n'atteindre que la partie supérieure ou inférieure ou une des moitiés latérales de la rétine. Les malades ne distinguent alors que la partie inférieure, supérieure, droite ou gauche des objets. Cette variété n'est pas rare dans l'hystérie, nous savons en effet que l'hémiopie s'observe surtout dans les névroses.

L'anesthésie du sens spécial est généralement accompagnée de l'anesthésie de la conjonctive, due à une paralysie de la cinquième paire. On peut alors chercher à exciter la conjonctive, soit avec le doigt, soit avec une épingle, sans que la sensation soit perçue et sans que le spasme des paupières vienne soustraire le globe oculaire à cette cause d'irritation. Malgré cette anesthésie de la cinquième paire, je n'ai pas trouvé dans les diverses observations, que dans l'hystérie, la conjonctive ait présenté des altérations trophiques, telles que chémosis d'abord séreux, puis purulent, changement de couleur de la cornée qui se ramollit et se perfore, d'où fonte et atrophie de l'œil. Ces accidents ne se montrent guère que dans les altérations organiques, la compression ou les lésions traumatiques du trifacial. On les a cependant observés après un refroidissement, mais jamais dans le cours de l'amaurose hystérique.

Diagnostic. — L'amaurose hystérique ne présente aucun symptôme spécial, le diagnostic devra donc être basé sur les phénomènes concomitants. Peu d'amblyopies peuvent être confondues avec l'amblyopie hystérique; cependant Hocken (*loc. cit.*) établit le diagnostic entre l'amaurose hystérique et une amaurose sympatique des affections de l'utérus et de l'abdomen. Cette distinction paraît futile, car les amauroses qu'il décrit comme sympathiques semblent bien évidemment liées à l'hystérie.

On observe également une amaurose saturnine, mais cette amaurose occupe toujours les deux yeux, tandis que le plus souvent elle est unilatérale dans l'hystérie. Elle est complète dans la colique de plomb; dans l'hystérie, au contraire, elle est incomplète, et, de plus, l'état de la peau et des gencives doit mettre sur la voie et empêcher l'erreur. Des lésions diverses du cerveau, du crâne, du nerf optique, des vaisseaux, des tumeurs diverses peuvent causer l'amaurose. Si ces lésions organiques amènent l'amblyopie chez une hystérique, on comprend combien le diagnostic est difficile. Heureusement que nous avons maintenant dans l'ophthalmoscope un puissant moyen de diagnose.

Pronostic. — Le pronostic n'est pas grave. L'anesthésie de la rétine ne dure jamais, cependant elle est tenace et nécessite quelquefois un traitement assez long. De plus, la paralysie d'un sens aussi important que la vue n'est jamais complétement inoffensive.

Traitement. — Outre le traitement général, on devra surtout insister sur les moyens locaux. Ce sont eux, en effet, qui amèneront le plus sûrement la guérison. Il est bien entendu que, lorsque l'amblyopie hystérique est sous la dépendance d'une lésion de l'utérus ou des organes de la génération, on devra tout d'abord ramener ces organes à leur état normal. Szokalski cite (*loc. cit.*) une très-belle observation d'amblyopie hystérique survenue à la suite d'un vice de conformation des organes génitaux et qui s'améliora rapidement lorsqu'un traitement approprié eut amené la guérison de l'atrésie vulvaire. Des onctions ont été faites autour des paupières avec des préparations diverses ; des frictions avec le chloroforme ont été conseillées ; mais ces divers agents thérapeutiques restent sans résultat. Seule l'électrisation peut amener quelques heureux changements. On devra procéder avec une grande prudence, et tout d'abord, ainsi que l'enseigne M. Duchenne, le choix de l'espèce d'électricité ou du courant à employer est important. « La galvanisation excite beaucoup plus vivement la rétine que la faradisation (électricité d'induction) et enfin le courant de la deuxième hélice des appareils faradiques (courant induit des auteurs) agit plus vivement sur la rétine que celui de la première hélice (extra-courant des auteurs). On devra donc préférer le courant galvanique avec intermittences éloignées de une demi-seconde à une seconde, et séance de cinq à six minutes. » La pile devra être faible, et comme la galvanisation a une action calorifique beaucoup plus marquée que la faradisation, on devra mouiller la peau et les rhéophores pour éviter la vésication. Dans le même but, on remplace souvent les excitateurs métalliques par des éponges. On maintient un rhéophore au rebord inférieur de l'orbite, tandis que l'autre est promené au pourtour et sur les paupières. A chaque excitation, douleur profonde et apparition des phosphènes. Mais le courant ne pénètre pas profondément. Dans le but d'obtenir une action plus intense, quelques auteurs ont conseillé d'employer l'aiguille à acupuncture, mais on comprend ce qu'une pareille méthode peut avoir de dangereux. On a aussi essayé de placer les rhéophores sur la conjonctive même, au lieu de les appliquer sur les paupières abaissées; mais, comme l'action thérapeutique est la même dans les deux cas, il vaut mieux recourir à la méthode ordinaire. En agissant ainsi, on peut espérer amener une grande amélioration et même la guérison de l'amaurose hystérique. Dans un grand nombre de cas cependant, elle est rébelle et cela tiendrait, d'après M. Briquet, à « ce qu'il n'y a guère moyen de faradiser les houppes nerveuses qui constituent les dernières expansions du nerf optique dans la rétine, cette membrane étant renfermée dans une coque fibreuse qui l'isole des parties superficielles. »

§ II. — Anesthésie de l'ouïe, surdité.

La surdité ou paracousie n'est pas rare dans l'hystérie. Depuis que l'attention a été attirée sur les anesthésies des organes des sens, on a signalé d'assez fréquents exemples de surdité hystérique. Dans l'une de mes observations, on en trouvera également un exemple.

Physiologie pathologique. — La surdité n'est-elle qu'une anesthésie périphérique du nerf acoustique, ou bien est-elle due à la paralysie des muscles moteurs des osselets? C'est là un point assez difficile à élucider; il est bien probable cependant que les extrémités du nerf acoustique et les muscles des osselets sont à la fois intéressés.

Symptômes. — De même que toutes les manifestations paralytiques dans l'hystérie, la surdité est plus fréquente à gauche. Elle est double quelquefois. Rarement complète, elle débute par des troubles de l'audition. Les malades croient entendre des sifflements, des bourdonnements continus et insupportables comparés au roulement d'une voiture. Il y a quelquefois une tension douloureuse dans l'oreille moyenne. Les battements d'une montre sont difficilement perçus. A un degré plus avancé, la susdite devient complète.

Les muqueuses des organes des sens sont, avons-nous vu, fréquemment anesthésiées dans la paralysie sensoriale. A l'oreille, la peau qui recouvre le pavillon et les parties voisines est aussi le plus souvent anesthésiée. Il en est de même de celle qui tapisse le conduit auditif externe. Elle ne perçoit pas alors le chatouillement exercé au moyen d'une barbe de plume, et qui, à l'état normal, est si vivement perçu. En même temps sécheresse et desquamation légère du conduit auditif externe.

Pronostic.—La surdité hystérique est guérie habituellement par les différents moyens qu'on lui oppose, mais quelquefois elle offre une résistance énergique, même à l'excitation électrique. Dans ces cas on l'a comparée quelquefois à la surdité produite par l'administration du sulfate de quinine, surdité également anesthésique et qui résiste souvent à tout traitement.

Traitement. — Divers moyens ont été préconisés pour amener la guérison de cette affection. On a toujours eu pour but de déterminer une excitation à la suite de laquelle le sens spécial recouvrerait sa fonction. C'est ainsi qu'on a conseillé les injections excitantes du conduit auditif externe et de la trompe d'Eustache. Des vésicatoires ont été appliqués autour de l'oreille. Mais le plus souvent, ce traitement reste sans résultat et on est obligé de recourir à la faradisation qui donne souvent d'excellents résultats. Erdmann (*Dritter Bericht über Elektrotherapie ; Schmidt's Jahrbücher*), P. Niemeyer (*Deutsche Klinik*, 1858), recommandent l'emploi de ce moyen.

La faradisation peut être pour ainsi dire externe, c'est-à-dire qu'on se bornera à électriser le pavillon de l'oreille et les parties voisines. Lorsqu'on voudra recourir à ce mode de traitement, on placera l'éponge mouillée sur la peau derrière l'oreille et on promènera la brosse sur la conque et le pavillon. Si la surdité hystérique n'est pas guérie par ce procédé, une autre méthode bien plus énergique pourra le plus souvent amener de bons résultats. Je veux parler de la faradisation des muscles moteurs des osselets et de la corde du tympan. Voici quel est le procédé de M. Duchenne (de Boulogne). La malade est couchée sur le côté, l'oreille est à moitié remplie d'eau dans laquelle plonge un fil métallique en rapport avec l'un des conducteurs de l'appareil d'induction. Il faut éviter avec soin tout contact du fil métallique avec la membrane du tympan ou avec les parois du conduit auditif externe; ce simple contact détermine en effet une vive douleur au moment du passage du courant. Pour remédier à cet inconvénient,

M. Duchenne isole au moyen d'une sorte de petit cornet en ivoire le fil métallique. On ferme alors le circuit en plaçant sur l'apophyse mastoïde l'autre rhéophore humide. Il est évident que l'appareil d'induction employé devra être extrêmement sensible, le minimum de sa puissance sera à peine appréciable. Sans vouloir insister sur les phénomènes physiologiques observés à la suite de l'excitation des muscles moteurs des osselets et de la corde du tympan, je dirai cependant que l'on perçoit dans ce cas des craquements qui seraient dus, d'après M. Duchenne, aux contractions des muscles des osselets, ainsi qu'une légère douleur à la pointe de la langue, douleur accompagnée d'une sensation gustative spéciale. Si je m'appesantis quelque peu sur ces manifestations, c'est que nous trouvons dans leur absence une indication pronostique qui peut être utile. M. Philipeaux, de Lyon (*Bulletin de thérapeutique*, t. LIII), a observé, en effet, que les malades qui, à la suite de l'excitation électrique, ne percevaient pas la douleur caractéristique de la pointe de la langue pouvaient être considérées comme incurables. M. Duchenne, il est vrai, ne partage pas complétement cette manière de voir. Pour lui, l'absence du bruit provoqué dans le fond de l'oreille, bruit qui, ainsi que nous l'avons vu, est dû à l'ébranlement et au craquement des membranes du tympan et de la fenêtre ovale, à la suite des contractions musculaires, est de beaucoup plus probante de l'incurabilité.

§ III. — Anesthésie olfactive.

Cette anesthésie est de toutes, celle qui a le moins de gravité. Elle est comme perdue au milieu des autres symptômes hystériques. De plus, comme elle est généralement unilatérale, elle passe souvent inaperçue. On comprend que la description d'une paralysie de si peu d'importance ne nous arrêtera pas longtemps. L'odorat est plus ou moins affaibli ; au dernier degré, les odeurs les plus pénétrantes ne sont pas senties. La muqueuse nasale participe presque toujours à la paralysie. Le chatouillement déterminé par le contact des barbes d'une plume, les autres excitations diverses, telles que l'aspiration du tabac, de poudres irritantes, ne déterminent pas l'éternument. Si quelque hystérique réclamait la guérison de cette légère infirmité, on n'aurait qu'à faradiser les points des narines sur lesquels se ramifient les nerfs olfactifs.

§ IV. — Anesthésie gustative.

La perte du goût s'observe assez fréquemment dans l'hystérie. Elle ne fait pas exception à la loi pour ainsi dire générale dans ces variétés d'anesthésie. Elle est unilatérale et presque toujours limitée à gauche.

Sans être bien grave, elle peut cependant avoir une certaine influence sur la nutrition. En effet, elle amène l'inappétence et le dégoût des aliments. Les malades ne prennent plus qu'une nourriture insuffisante et la nutrition languit. — L'anesthésie gustative est presque toujours exactement limitée par la ligne médiane ; on la reconnaît à l'absence de la perception des qualités sapides des corps. C'est ainsi que le sel, le sucre, le vinaigre, le chloroforme, déterminent bien par leur contact une sécrétion salivaire abondante, mais restent méconnus par le sens spécial.

L'anesthésie de la muqueuse buccale s'observe liée à la paralysie du goût. Elle est également presque toujours unilatérale, et limitée brusquement à la ligne médiane; on la constate sur une moitié latérale des deux lèvres, sur la face interne des joues, à la voûte palatine, au voile du palais, aux gencives, aux faces supérieure et inférieure de la langue. En ces points, le contact des doigts, les piqûres d'épingles, les frottements rudes, ne sont pas perçus. L'excitation du voile du palais n'est pas suivie de contractions de ce plan musculeux, et le vomissement, phénomène réflexe si fréquent dans ce cas, n'a pas lieu. On observe encore dans cette anesthésie deux faits très-intéressants. Elle est, avons-nous vu, brusquement limitée dans quelques cas à la ligne médiane, aussi lorsqu'elle siége aux lèvres, si la malade veut boire, il lui semble que son verre est cassé. D'un autre côté, la présence des aliments n'est pas perçue du côté paralysé, aussi la mastication se fait mal, et est suivie de l'accumulation de parcelles alimentaires entre les joues et les arcades dentaires.

Quelquefois l'anesthésie existe des deux côtés. On comprend alors que les aliments sont mal sentis, et qu'ils sont complétement insipides. Les mouvements de la déglutition sont en quelque sorte automatiques; aussi, est-ce dans des cas de ce genre, que l'on a observé des troubles sérieux dans la nutrition.

Traitement. — La faradisation réussit également dans ces deux variétés d'anesthésie. Il suffit pour ramener les sensations gustatives, de placer l'excitateur métallique sur les points de la langue où se ramifient les nerfs linguaux et les nerfs glosso-pharyngiens, tandis que l'éponge mouillée est placée sur une partie peu éloignée. Quant à la paralysie de sensibilité générale de la muqueuse; pour la guérir, il suffit de promener l'excitateur métallique sur les diverses parties de la cavité buccale.

CHAPITRE VI.

ANESTHÉSIES VISCÉRALES.

L'histoire complète des anesthésies viscérales est encore à faire. C'est à peine si, à part quelques monographies publiées dans ces dernières années, on trouve quelques indications dans les thèses et dans les auteurs classiques. M. Gendrin considère les anesthésies viscérales comme fréquentes; MM. Henrot et Mesnet les signalent; M. Briquet ne leur consacre que quelques lignes qu'il faut chercher à la suite d'un paragraphe sur les anesthésies des muqueuses, et d'un autre paragraphe à la suite des anesthésies des os (*loc. cit.*). Enfin, dans les ouvrages de MM. Axenfeld et Philipeaux, nous trouvons quelques indications précieuses. Les auteurs étrangers ne contiennent que peu de chose sur ces variétés de paralysie de la sensibilité.

Fréquence. — Les anesthésies viscérales hystériques sont très-fréquentes, quoi qu'en dise M. Briquet. Qui ne sait, en effet, combien la constipation est fréquente chez les femmes hystériques. Cette constipation ne peut-elle être regardée comme amenée par une anesthésie du rectum?

Physiologie pathologique. — Des symptômes bien tranchés démontrent l'existence de certaines de ces anesthésies. Il en est d'autres, au contraire, qu'on ne peut guère reconnaître qu'en l'absence des phénomènes qui se manifestent dans l'état physiologique. L'anesthésie viscérale ne peut-elle aussi entraver l'action des conduits et des réservoirs musculeux? Ces derniers peuvent n'être pas paralysés, mais en l'absence de leur stimulus spécial, leur activité n'est pas mise en jeu. De plus, comme le dit M. Axenfeld (*loc. cit.*) : « N'existe-t-il pas un certain nombre de modes de sensibilité qui ont reçu le nom de sens internes ou de besoins? Ainsi, la faim, la soif, le désir du rapprochement sexuel, le besoin d'excrétion urinaire et fécale. Ces sens internes sont quelquefois le siége d'hyperesthésie, mais aussi d'anesthésies. Ainsi, l'anorexie et l'absence de soif si fréquentes chez les sujets nerveux. » A la paralysie de quels nerfs devrons-nous rattacher ces paralysies viscérales? Pour certains organes qui reçoivent à la fois des nerfs de la vie de relation et des nerfs de la vie végétative, l'explication peut être facile. Mais il en est d'autres qui ne reçoivent que des nerfs du grand sympathique, seuls ou unis à des filets du pneumogastrique, tels sont par exemple les intestins. Je pense que, dans des cas semblables, on peut fort bien admettre l'existence d'une paralysie hystérique du grand sympathique, que cette paralysie ait amené la perte de la contractilité des fibres musculeuses, ou l'anesthésie de la muqueuse intestinale.

Variétés. — Les anesthésies viscérales sont quelquefois complètes, mais le plus souvent incomplètes. Elles peuvent occuper tous les organes, mais affectent de préférence le tube digestif, les organes génito-urinaires et ceux de la respiration. Je les étudierai donc dans chacun de ces grands systèmes.

§ Ier. — Anesthésie du tube digestif.

J'ai déjà signalé l'anesthésie de la muqueuse buccale et palatine. Le défaut de sensibilité peut également se montrer aux muqueuses pharyngienne, œsophagienne et stomacale. Le bol alimentaire, lorsqu'il est trop gros, ne détermine pas alors de douleur spéciale. La malade peut avaler de l'eau très-fortement éthérée sans qu'il y ait chaleur à l'estomac. La paralysie intestinale est très-fréquente. Elle donne lieu au météorisme qu'il est donné d'observer si souvent chez les femmes hystériques, ainsi qu'à la constipation, accidents qu'on a rapportés à une paralysie des fibres musculeuses de l'intestin. Mais il est bien plus vraisemblable que cette paralysie musculaire est secondaire et a succédé à l'anesthésie. En effet, ne savons-nous pas que, dans cette dernière, la présence des gaz et des matières n'est pas perçue par la muqueuse? L'action réflexe sur les muscles n'a plus lieu, et les intestins se laissent distendre. Lorsque cet état pathologique a duré longtemps, les fibres musculaires perdent tout ressort à la suite de cette distension, ainsi qu'on l'observe pour d'autres organes et notamment pour la vesie.

L'anesthésie rectale est aussi une cause de constipation. Les malades ne sentent pas le passage des matières fécales, et, lors de la diarrhée, les matières s'échappent involontairement. Cependant, M. Henrot prétend que la muqueuse du rectum peut être insensible aux actions douloureuses, mais conserve sa sensibilité spéciale. L'anus est assez souvent anesthésié. L'anesthésie rectale cesse quelquefois brusquement à la ligne d'union de la muqueuse avec la peau, d'autres fois, au contraire, la peau des parties voisines est également anesthésiée.

Traitement. — Pour combattre la constipation qui est le symptôme le plus fréquent de l'anesthésie intestinale, divers moyens ont été conseillés. Brodie vante les lotions sur le ventre avec le romarin et le camphre. On a préconisé aussi l'usage des pilules d'aloès, de la magnésie, du bicarbonate de soude, ainsi que l'emploi des boissons froides et des lavements d'eau glacée. Mais ces diverses médications peuvent rester sans résultat.

On aura recours alors à la faradisation presque toujours suivie de succès, même dans des cas de constipation datant de trois semaines. Pour la pratiquer, on introduit dans le rectum un excitateur olivaire. Mais, comme le passage de l'électricité détermine un ténesme très-violent des muscles de ces régions et est très-douloureux, on isole l'excitateur au moyen d'une sonde de caoutchouc. L'autre rhéophore est placé sur le sacrum ou sur le pubis. Le courant une fois fermé, on promène l'extrémité olivaire sur tous les points de la muqueuse rectale qu'on veut exciter.

II. — Anesthésie des organes génito-urinaires.

1° Les muqueuses des organes génitaux sont plus souvent frappées d'anesthésie que celles des voies urinaires. La vulve, le vagin, les grandes et les petites lèvres, sont insensibles aux diverses excitations. Cette insensibilité est fréquemment unilatérale. Le clitoris est le dernier organe qui soit anesthésié, et dans ce dernier cas même il peut comme le mamelon s'ériger sous l'influence de la titillation.

Le vagin peut être anesthésié jusqu'au col de l'utérus. Si l'anesthésie est portée à un haut degré, on constate l'indifférence au coït, l'absence du sens génital. M. Axenfeld pense que c'est une véritable anesthésie du sens de la procréation que cette forme d'impuissance nerveuse appelée syncope génitale, si commune chez les femmes hystériques. L'anesthésie vulvo-vaginale est quelquefois compliquée d'une hyperesthésie des parties voisines. C'est une des anesthésies qui persistent le plus longtemps, après la disparition des attaques. L'anesthésie de la muqueuse utérine n'a pas été signalée par les auteurs. Il me semble cependant qu'elle doit exister et qu'on doit lui rapporter, en partie du moins, ces aménorrhées si fréquentes dans les paralysies hystériques. Il est bien probable, en effet, que dans cette variété d'aménorrhée, l'ovule arrivé dans la cavité utérine ne détermine pas par sa présence, la muqueuse étant anesthésiée, la congestion suivie de l'apparition des règles. Ce n'est peut-être là qu'une simple vue de l'esprit, mais cependant cette explication me semble assez rationnelle. Il est bien entendu, du reste, que je ne prétends parler ici que des hystériques qui ne présentent pas de chlorose à un degré avancé.

La muqueuse préputiale chez les hommes réputés atteints de paralysie hystérique, peut être anesthésiée, le gland conservant sa sensibilité.

Traitement. — La faradisation est encore ici le mode de traitement qui compte le plus de succès ; si l'on veut réveiller la sensibilité du vagin, on introduit un excitateur entouré d'une substance isolante jusqu'à son extrémité terminée par une olive métallique et on le promène sur les divers points de la muqueuse. L'autre réophore, l'éponge mouillée est appliquée sur le sacrum ou sur le pubis.

Cherche-t-on à dissiper l'aménorrhée, on introduit dans la cavité du col l'extrémité d'une sonde métallique recouverte d'un enduit gommé et l'on ferme le courant. Cette pratique est sans danger ; en effet l'utérus à l'état normal est si peu sensible à l'excitation faradique, que les malades n'éprouvent qu'une sensation faible, alors même que le courant est porté au maximum. La vessie est dans le même cas, ainsi que le rectum. On devra donc placer l'autre conducteur dans l'un de ces deux organes et non sur l'abdomen, dont la sensibilité, comparativement trop grande, ainsi que le dit M. Duchenne, ne permettrait pas de diriger sur l'utérus un courant doué du degré de force nécessaire à son excitation électrique.

2° Les voies urinaires sont aussi atteintes d'anesthésie. Le méat urinaire, l'urèthre sont alors insensibles. Le passage de l'urine n'est pas perçu et les malades ne savent pas quand elles ont fini d'uriner. On comprend qu'il est assez difficile de déterminer si cette variété d'anesthésie est unilatérale ou générale.

A la vessie, la paralysie de la sensibilité détermine des phénomènes plus importants. M. Philipeaux (*De l'Anesthésie de la vessie, de son diagnostic et de son traitement*, 1857, Mémoire présenté à l'Académie des sciences) a bien étudié cette question.

L'anesthésie vésicale a été longtemps méconnue ; on l'a confondue avec la paralysie proprement dite du réservoir urinaire. Elle se manifeste par l'absence du besoin d'uriner. Les malades laissent alors distendre leur vessie, et l'urine sort par regorgement. Si elles n'ont pas la précaution d'uriner à des heures régulières, la tunique musculeuse finit par se paralyser à force d'être distendue, de plus l'urine s'altère et des cystites souvent rebelles viennent compliquer l'affection première.

Si on introduit une sonde dans la vessie, le contact n'en est pas perçu par la muqueuse et enfin, d'après M. Philipeaux, il y a un caractère pathognomonique de l'anesthésie vésicale, c'est l'absence de douleur sous l'influence de l'électricité localisée dans la vessie.

Traitement. — L'excitation électrique réussit presque constamment à amener la guérison. On vide d'abord la vessie, car, sans cela, l'excitation serait portée jusqu'au plexus hypogastrique. L'un des pôles est terminé par une sonde métallique entourée de résine isolante jusqu'à une petite distance de l'extrémité libre. On porte la sonde jusque sur la muqueuse vésicale, l'autre rhéophore étant appliqué sur le pubis, et on ferme le courant. Le courant de la première hélice excite plus vivement la sensibilité que le courant de la seconde, c'est donc au premier qu'on devra avoir recours dans le traitement de l'anesthésie vésicale. Ce procédé réussit généralement dans cette anesthésie. S'il restait sans action, on emploierait le rhéophore vésical double dont je parlerai lors de la description de la paralysie du plan musculaire de la vessie, et au moyen duquel on peut faire passer des courants très-puissants.

§ III. — Anesthésie des organes de la respiration.

Le larynx, les bronches ne sont plus impressionnés par les substances irritantes. La malade peut respirer de l'acide sulfureux, sans que la toux vienne manifester l'irritation produite. Cette variété de l'anesthésie est du reste presque complétement inconnue, et il est probable que ce n'est pas à elle, mais à la contracture de la couche musculaire, qu'il faut attribuer les divers troubles respiratoires que l'on observe dans l'hystérie.

Certaines syncopes hystériques paraîtraient dues, suivant quelques auteurs, à une anesthésie du cœur. Mais c'est là une théorie qui manque complétement de preuves.

TROISIÈME PARTIE

Des Paralysies musculaires.

CHAPITRE PREMIER.

DES AKINÉSIES EN GÉNÉRAL.

Pour M. Briquet, on doit comprendre sous le nom de paralysie, la diminution ou la perte complète de la faculté qu'ont les muscles de se contracter sous l'empire de la volonté. Cette définition me semble inexacte en ce qui concerne la paralysie hystérique. En effet, ne voyons-nous pas fréquemment des paralysies de l'œsophage, de l'intestin, de la vessie, organes dont les fibres musculaires sont soustraites à la volonté? Il est donc preférable de dire avec M. Axenfeld, qu'il y a paralysie toutes les fois que les fibres musculaires ont perdu la faculté de se raccourcir sous l'influence des excitants ordinaires de leurs contractions ; que cet excitant soit l'impulsion de la volonté, ou bien que ce soit une impression sensible donnant lieu à un mouvement réflexe. C'est ainsi que dans la paralysie de l'œsophage, la tunique charnue ne se contracte pas, malgré l'impression que le bol alimentaire aura déterminée sur la muqueuse.

Historique. — Je ne crois pas devoir m'étendre longuement sur l'historique de la paralysie de la motilité. C'est en effet cette variété de paralysie hystérique qui a été observée la première, et c'est à elle que se rapportent presque toutes les recherches que j'ai indiquées dans la première partie de ce travail.

Division.— La paralysie, désignée aussi sous le nom d'acinèse, d'akinésie, peut affecter les organes de la vie de relation ou bien ceux de la vie végétative. Nous avons donc là tout d'abord deux grandes classes. Mais au point de vue de l'étude, il est peut-être préférable de diviser les acinèses hystériques en : hémiplégie, paraplégie, paralysies partielles et paralysies viscérales.

Etiologie.—L'akinésie est très-fréquente dans l'hystérie. M. Briquet en a observé 120 cas sur 430 malades. Ce n'est pas seulement après les attaques que la paralysie se développe, mais elle se montre souvent après une émotion vive, une marche forcée, une hémorrhagie, la suppression des règles, etc. D'autres fois elle remplace subitement un autre symptôme hystérique.

Le tableau suivant, dû à M. Briquet, permet de reconnaître quels sont les muscles qui sont le plus souvent intéressés.

Hémiplégie du côté gauche	46
Paraplégie	18
Hémiplégie droite	14
Paralysie du membre supérieur gauche	7
— des muscles principaux du tronc et des quatre membres	6
— des muscles de la face	6
— des deux membres supérieurs	5
— du membre inférieur gauche	4
— des muscles du larynx	3
— du membre supérieur droit	2
— du diaphragme	2

L'hémiplégie, surtout à gauche, est donc la forme la plus commune de la paralysie hystérique. Les paralysies de la face et du diaphragme sont assez rares. Enfin, les membres supérieurs sont plus souvent atteints que les membres inférieurs.

Mais, outre ces formes d'akinésies, on observe très-souvent des paralysies viscérales, de la vessie, de l'intestin, de l'œsophage et du pharynx. Les paralysies de l'intestin sont, pour ainsi dire, niées par M. Briquet.

Pour cet auteur en effet, la paralysie hystérique ne s'observe jamais dans la partie du tube digestif comprise entre l'estomac et le rectum. M. Briquet prétend, en outre, que la paralysie hystérique ne se voit que sur les muscles qui reçoivent leurs nerfs de l'encéphale et du prolongement rachidien, mais principalement sur ceux qui servent à la manifestation des passions. Mais, comment se fait-il alors que la paralysie faciale soit relativement si rare dans l'hystérie ? Il est remarquable que, chez les femmes hystériques, les paralysies qui tiennent à une cause pour ainsi dire fortuite, prennent le caractère de la paralysie hystérique, c'est ce qu'on observe dans certaines variétés de paralysie rhumatismale ou traumatique survenues chez des hystériques.

Symptômes. — Le début est souvent brusque, d'autres fois la paralysie est annoncée quelques jours à l'avance par de l'engourdissement, des fourmillements, des crampes; elle se développe graduellement et est accompagnée de pesanteur et de douleur de tête. Lorsque le début est brusque, la paralysie paraît comme après une apoplexie cérébrale : seulement, d'après M. Briquet, elle n'est pas précédée de perte de connaissance. Cette opinion est peut-être un peu absolue, car des observateurs consciencieux, et, parmi eux, je citerai Benedikt, ont observé une véritable perte de connaissance.

Quoi qu'il en soit, l'akinésie, une fois développée, se montre à des degrés divers. Tantôt il n'y a qu'un léger affaiblissement, que de l'inhabileté dans les mouvements à effectuer, d'autres fois les mouvements ne sont possibles que lorsque la malade est couchée : c'est ce qu'on observe notamment dans la paraplégie. Il peut arriver aussi que la contractilité musculaire fait complétement défaut et que les malades ne peuvent exécuter le moindre mouvement. C'est du reste là un fait rare, car presque toujours se montrent quelques légères contractions musculaires. Les degrés de la paralysie se constatent du reste facilement au moyen du dynamomètre. Mais, ces muscles que nous voyons pour ainsi dire inertes, se contractent sous l'influence de l'électricité aussi fortement que les muscles sains. M. Duchenne a désigné ce phénomène sous le nom de *contractilité électro-musculaire*. Pour cet auteur, la persistance de cette contractilité électro-musculaire, combinée à l'absence de la sensibilité électro-musculaire, est le signe le plus certain de la paralysie hystérique. Il est cependant juste de faire remarquer que cette contractilité est elle-même quelquefois bien affaiblie. Nous en voyons des exemples dans les observations de Benedikt. Les mouvements réflexes qu'il est si fréquent de rencontrer dans les paralysies, suite de lésion cérébrale, se rencontrent rarement dans la paralysie hystérique.

Marche. — L'akinésie hystérique présente dans sa

marche des oscillations, des irrégularités caractéristiques. Elle disparaît subitement pour faire place à d'autres manifestations hystériques, ou bien elle change de côté. Elle cesse pendant un certain temps, puis reparaît subitement, sous l'influence des causes les plus légères.

Complications. — La paralysie musculaire de la motilité est souvent accompagnée de la paralysie de la sensibilité ; que l'anesthésie soit limitée à la peau, ou bien qu'elle se propage aux muscles eux-mêmes. Si l'anesthésie n'occupe que la peau, on observera cependant des phénomènes assez graves. Les malades ne sentent plus les objets qu'elles touchent. Pendant la marche, elles perçoivent mal la résistance du sol : aussi la progression est-elle chez elles très-difficile et vacillante. Les muscles peuvent être aussi anesthésiés, il y aura à la fois paralysie des filets sensitifs et moteurs. Les pressions exercées ne sont plus ressenties, les déplacements qu'on fait subir aux membres restent inaperçus, et le passage des courants faradiques ne détermine pas de douleurs.

La contracture complique aussi, mais rarement, la paralysie hystérique. Des douleurs, des fourmillements, des contractions diverses manifestent sa présence. Si on cherche à mouvoir les membres, à changer la position de flexion ou d'extension, on détermine des douleurs extrêmement vives. Des symptômes généraux, céphalalgie, fièvre, insomnie, troubles des voies digestives s'observent en même temps.

Diagnostic. — Le début, la marche, les symptômes et le mode de terminaison suffisent, dans la plupart des cas, à établir le diagnostic. L'akinésie hystérique se montre souvent à la suite d'émotions morales vives, de suppression des règles, ou après des attaques convulsives. Variable dans sa marche, elle présente tantôt des exacerbations, tantôt une amélioration manifeste. Elle est presque toujours accompagnée d'anesthésie, soit de la peau, soit des muscles; enfin, d'après M. Duchenne, elle présenterait un caractère électrique spécial qui permettrait toujours d'établir sa nature.

Tandis que la plupart des paralysies, ou bien persistent toute la vie, ou bien ne s'améliorent que progressivement, on voit l'akinésie hystérique disparaître subitement. Elle reparaît souvent, occupant soit les parties déjà atteintes, soit une partie éloignée, ou bien se transforme en un autre symptôme hystérique.

Ces différents caractères permettent de la distinguer des autres paralysies. Il est bon cependant d'insister sur quelques akinésies qui peuvent affecter avec elle une grande ressemblance.

Les *paralysies rhumatismales* sont le plus souvent limitées; elles surviennent après l'impression du froid, et atteignent un membre, ou bien seulement un muscle ou un nerf. Cependant le diagnostic sera souvent difficile; car les paralysies, de quelque nature qu'elles soient, qui surviennent chez les hystériques, ont, ainsi que nous l'avons déjà dit précédemment, la plus grande tendance à prendre le caractère de la paralysie hystérique.

Paralysies saturnines. — M. Bezançon a très-bien exposé dans sa thèse les caractères qui permettent de différencier les deux akinésies. Les antécédents, dans les deux cas, mettront d'abord sur la voie. Il est clair, en effet, que chez une femme qui n'a jamais présenté de symptômes hystériques, et qui travaille le plomb, s'il survient une sensation de froid, de pesanteur, de fourmillement dans les membres, suivie bientôt d'une impossibilité des mouvements, on ne pourra rapporter l'akinésie à l'hystérie. Mais, si la paralysie survient chez une femme notoirement hystérique, maniant des préparations saturnines, le diagnostic sera difficile à établir. On remarquera cependant que la paralysie saturnine marche de bas en haut, et qu'elle affecte de préférence les extenseurs. La nutrition est altérée, les muscles atrophiés, et la peau sèche et écailleuse. Le teint est plombé, il y a enfin une altération profonde de l'économie qu'on n'observe presque jamais dans la paralysie hystérique. Les muscles ont perdu la contractilité sous l'influence de l'électrisation, mais ils conservent leur sensibilité. Nous savons que le contraire a lieu dans la paralysie hystérique.

Paralysie cerébrale. — Marshall Hall (1) prétendait que l'augmentation de l'irritabilité était un signe spécial à la paralysie cérébrale. Pour M. Duchenne, il n'y a ni augmentation ni diminution de cette propriété. On ne peut donc s'appuyer sur ce signè pour établir le diagnostic. La faradisation permet de les différencier. En effet, dans la paralysie cérébrale, la sensibilité électro-musculaire est intacte, tandis que nous savons qu'elle est le plus souvent abolie dans la paralysie hystérique. La paralysie progressive générale qui provient d'une

(1) Marshall Hall, On the condition of the muscular irritability in the paralytic lembs. London, 1839.

lésion cérébrale se distingue facilement. Il y a des troubles de l'intelligence, de l'embarras de la parole, tremblement musculaire, et plus tard atrophie. Si cette paralysie, au lieu d'être générale, est bornée à quelques muscles, on sera guidé par la marche lente, l'atrophie musculaire, la perte de contractilité électro-musculaire, tous phénomènes qu'on n'observe pas dans la paralysie hystérique. Il en sera de même si cette paralysie progressive survient à la suite d'une maladie de la moelle épinière.

Churchill a signalé des paralysies pendant la grossesse et à la suite de l'accouchement. Les commémoratifs mettront facilement sur la voie, il en sera de même pour les paralysies qu'on observe dans la diathèse syphilitique.

Je me propose, du reste, lorsque je traiterai des différentes variétés de l'akinésie, d'étudier avec soin le diagnostic spécial à chacune d'elles.

Pronostic. — La paralysie hystérique en elle-même n'est pas grave. Elle ne présente un caractère de gravité que lorsqu'elle entrave des phénomènes vitaux importants, telles sont, par exemple, les paralysies du larynx et du diaphragme. Elle peut persister des mois, des années, mais aussi elle peut disparaître subitement et ne durer que quelques jours, que quelques heures. La nutrition s'effectue très-bien, et le traitement a souvent une grande action sur elle.

Physiologie pathologique. — J'ai déjà discuté la nature de la paralysie hystérique ; je n'y reviendrai donc pas. Je me contenterai seulement de rappeler que Valérius attribue la paralysie à un affaiblissement de la polarité électrique des muscles, et que, pour M. Barnier, elle est due à une adynamie des nerfs musculaires.

Du reste, la fibre musculaire n'éprouve aucun changement, on n'observe presque jamais d'atrophie. Chez une de mes malades atteinte de paraplégie, j'ai extrait, au moyen du crochet de Mitteldorf modifié par M. Duchenne, quelques fibres musculaires des jumeaux des deux côtés. Mon excellent ami, le Dr Damaschino, a bien voulu en faire l'examen histologique et il ne lui a été donné d'observer d'autre altération qu'une légère anémie. La contractilité, en tant que propriété musculaire, ne subit aucune atteinte au début; il n'y a que dans les paralysies anciennes, qu'il a été donné d'observer la diminution de cette propriété (1). La persistance de la contractilité électrique dans les muscles paralysés est pour Niemeyer un indice certain que les paralysies hystériques ne sont pas d'origine périphérique. « Si, dit-il, les nerfs périphériques étaient malades, s'ils avaient éprouvé dans leur nutrition des troubles qui leur auraient fait perdre leur excitabilité, l'électricité serait tout aussi incapable que la volonté à les mettre dans un état d'excitation. Comme, dans les paralysies hystériques, tous les muscles que les malades sont incapables de contracter par le fait de l'hystérie, peuvent être mis dans un état de contraction par l'application des électrodes sur les nerfs correspondants, la paralysie doit être d'origine centrale. En même temps, les changements souvent rapides qui s'opèrent dans la marche des

(1) Lobb. On the contractility of healty and paralysed Muscles, as tested by Electricity. Dublin Med. Press.; 1863, Nov.

paralysies hystériques, surtout la disparition imprévue de ces paralysies, prouvent qu'elles ne sont pas déterminées par des altérations de texture graves comme les paralysies apoplectiques, mais par des troubles de la nutrition plus légers et faciles à réparer. »

Traitement. — Outre le traitement général de l'hystérie sur lequel je ne crois pas devoir insister, diverses médications ont été proposées pour arriver à la guérison de la paralysie hystérique.

Les émissions sanguines ont pu, dans quelques cas, amener de bons résultats. Il est bien probable qu'alors la paralysie était entretenue par un état fluxionnaire de la moelle, ainsi qu'on l'observe chez quelques hystériques. Rostan (1) signale quelques guérisons dues à ce mode de traitement. Mais, à mon sens, on devra être très-circonspect dans leur emploi. N'avons-nous pas vu en effet que la chlorose, si elle n'est pas toujours la cause de la paralysie hystérique, en est du moins une complication fréquente? Les ventouses sèches, les vésicatoires peuvent amener de bons résultats.

L'opium a été employé par MM. Gendrin, Henrot, etc. On l'a donné seul ou associé aux pilules de Méglin. M. Favrot (2) cite l'observation d'une femme atteinte d'une hémiplégie gauche de la sensibilité et de la motilité, hémiplégie qui avait résisté à tous les traitements, et qui céda à l'usage de l'opium et des pilules de Méglin.

On a administré la strychnine sous diverses formes.

(1) Rostan, Quelques réflexions sur les symptômes et le traitement de l'hystérie. Gazette des hôpitaux, 1844.

(2) Favrot, De la catalepsie, de l'extase et de l'hystérie. Thèse de Paris, 1844.

Quelques succès semblent avoir suivi son emploi. Telle n'est pas l'opinion de Murizio Buffalini (1). Ce médecin prétend que la strychnine est souvent administrée alors qu'elle est plutôt nuisible qu'utile, et que son emploi n'est rationnellement indiqué que dans les paralysies suite d'une compression antérieure et en voie de guérison, par exemple après une hémorrhagie cérébrale ancienne. On donne la strychnine seule ou unie à l'opium ou à la belladone à dose de 0,004 à 0,005 par jour. Les injections hypodermiques ont été également employées par M. Courty (2).

Le seigle ergoté détermine des contractions dans l'utérus, la vessie, les intestins et les extrémités inférieures par son action sur la moelle épinière, origine des nerfs qui se distribuent à ces parties. On pourra donc l'employer dans les paraplégies, les paralysies et les asthénies de la vessie et des intestins, de même qu'on l'emploie dans l'absence de contractions utérines. M. Scipion Payan (3) a guéri ainsi 8 paraplégies par le seigle ergoté, ainsi que des paralysies de la vessie et des intestins. M. Nardon (4) s'est également bien trouvé de son emploi de même que M. Saucerotte (5).

Le *Rhus radicans* ou sumac vénéneux a été également conseillé, surtout par les médecins italiens. Man-

(1) Murizio Buffalini, Delle indicazioni e contra indicazioni a bene usare della noce vomica et della strichnina contra la paralysi. Gaz. med. ital. Tosc.; 1856.

(2) Courty, de Montpellier, Bulletin de l'Académie, XXIX, p. 28; 1863.

(3) Scipion-Payan, Archives gén. de méd.; 1842.

(4) Nardon, Gazette médicale de Paris; 1842. Action du seigle ergoté dans diverses manifestations de l'hystérie.

(5) Saucerotte, Bulletin de thérapeutique; 1855.

fredonia (1) cite une guérison chez une femme atteinte de paraplégie de la motilité et de la sensibilité datant de quatorze mois. La paralysie avait résisté à tous les moyens et céda à l'usage de pilules contenant 0,01c d'extrait de rhus radicans, joint à 0,02c d'extrait de belladone. On donna d'abord une, puis trois de ces pilules par jour, les manifestations pathologiques disparurent au bout d'un mois. Manfredonia rapporte que Duncan, Tonelli, Bresa, Festeggrano, de Nosca et d'autres observateurs ont vu des résultats semblables à la suite de l'emploi du rhus radicans. L'hydrothérapie est un des plus puissants auxiliaires du traitement employé. On prescrit soit des douches, soit des affusions froides, soit enfin l'enveloppement dans le drap mouillé répété deux fois par jour. Les bains ont également été employés. On les donne simples ou composés. Dans ce dernier cas, on y ajoute : soit 30 à 40 grammes d'acide chlorhydrique dilué (2), soit 15 grammes de sublimé (3), dissous dans 500 grammes d'eau que l'on ajoute à l'eau du bain.

M. Beau (4) a employé dans le traitement des paralysies hystériques des bains dans lesquels on ajoutait une infusion de 500 grammes de racine sèche de valériane dans 2 ou 3 litres d'eau.

En cas d'insuccès l'usage des eaux minérales peut être suivi d'un bon résultat. Les observations anciennes de Chevallier et de Telinge nous montrent des paraly-

(1) Gius. Manfredonia, Paraplegia perfittamente guarita coll' uso del rhus radicans; 1843.

(2) Th. Chambers, On hysteria. Brit. med. journ.; 1861.

(3) Dr Trusen, Sublimatbæder gegen Læhmung der extremitæten. Huf. Journ. April 1842.

(4) Beau, Bains de valériane dans le traitement de l'hystérie. Bulletin de thérapeutique, 1861.

sies hystériques guéries par les eaux de Bourbonne-les-Bains, après un séjour souvent assez long. Mais toutes les eaux ne sont pas également supportées : le D[r] Le Bret dit que les eaux fortement salines, loin d'amener la guérison, l'entravent le plus souvent. Hellft recommande contre les paralysies dynamiques Ems, Landeck, Plombières. Je dois dire, cependant, que le D[r] L'Héritier dans son résumé de la clinique de Plombières ne mentionne pas la paralysie hystérique. Lorsqu'il y a chloro-anémie coïncidente, on peut conseiller Pyrmont, Spa, Bruckenau, Steben. M. R. Leroy d'Etiolles préconise dans les cas de paraplégie rhumatismale ou hystérique l'emploi des eaux sulfureuses et surtout de Baréges. Pour M. Durand-Fardel (1), toutes ces eaux peuvent convenir dans la paralysie rhumatismale, mais non dans la paralysie hystérique. Il ne conseille, dans cette dernière maladie, que Saint-Sauveur, Cauterets, Molity et Olette.

Mais c'est à l'électrisation que l'on doit le plus grand nombre de succès. De nombreux procédés ont été mis en usage. On a eu successivement recours à l'électricité statique et à l'électricité dynamique. Nous savons que la première, ou électricité de frottement, s'obtient au moyen de la machine électrique. Quant à l'électricité dynamique, elle comprend l'électricité de contact ou galvanisme et l'électricité d'induction. L'électricité statique doit être complétement rejetée de la thérapeutique des paralysies hystériques. Obtenue par la machine, elle n'est pas assez puissante pour agir sur les muscles. Opère-t-on avec la bouteille de Leyde, on peut déter-

(1) Durand-Fardel, De la valeur des eaux minérales dans le traitement des paraplégies. Bulletin de thérapeutique, 1857.

miner des commotions jusque dans les centres nerveux, et de plus l'électrisation devient extrêmement douloureuse à cause de l'excitation cutanée. Aussi doit-on préférer l'électricité dynamique, plus active sur les muscles et dont l'avantage est de pouvoir être limitée et dirigée. Mais la galvanisation présente plusieurs inconvénients. Elle agit sur la peau, elle y détermine de l'érythème, des vésications et parfois même des eschares, surtout si l'on emploie les courants intermittents. Si l'on électrise par ce procédé les muscles de la face, l'action ne reste pas localisée dans les muscles, elle s'étend jusqu'à la rétine et peut amener des désordres graves. Cependant, la galvanisation rend de grands services dans la paralysie hystérique, c'est lorsqu'on l'emploie d'après la méthode de Remak. On trouvera, à la fin de cette monographie, l'histoire d'une malade qui m'a été communiquée par M. le Dr Onimus et chez laquelle ce procédé fut suivi d'une guérison rapide. Remak galvanise la moelle au moyen de son appareil à courant continu. Il emploie le courant descendant, place le pôle positif à la partie supérieure de la moelle, et le pôle négatif à la région sacrée, ou bien aux pieds, ceux-ci trempant dans un peu d'eau tiède, dans laquelle on place ce pôle. Benedikt a recours également à la galvanisation de la moelle et, lorsqu'il veut agir avec des courants puissants, il opère dans le sommeil chloroformique. On voit donc que la galvanisation est un auxiliaire sur lequel on pourra compter dans certains cas ; mais, en raison des inconvénients que j'ai énumérés plus haut, on devra lui préférer l'électricité d'induction, lorsqu'on voudra agir localement sur les muscles. Nous savons que dans les appareils d'induction se développent deux courants, l'un dans le premier fil désigné sous le nom d'extra-courant, de courant inducteur par la plupart des auteurs, et de courant de la première hélice par M. Duchenne, l'autre dans le second fil, courant induit, ou courant de la seconde hélice. Ces deux courants ne devront pas être employés indifféremment. Le courant de la première hélice, à tension faible, conviendra pour la faradisation des muscles superficiels. Il conviendra également si l'anesthésie musculaire est très-prononcée. Les intermittences devront être très-rapides. Le courant de la seconde hélice sera préféré si l'on doit agir sur des muscles profonds ou recouverts d'aponévroses épaisses. Les muscles peuvent être faradisés indirectement, c'est-à-dire en agissant sur les plexus, sur les troncs nerveux, ou bien directement, en appliquant les rhéophores sur les points de la peau qui correspondent aux surfaces musculaires. Un précepte qu'il ne faut pas oublier, c'est que la peau ou les rhéophores doivent être largement humectés; sans cette précaution, la faradisation ne serait pas portée jusqu'aux muscles et n'agirait que sur la peau. Il est vrai cependant que, dans bien des cas, la faradisation cutanée a suffi à amener la guérison de paralysies de la sensibilité et de la motilité. Quoi qu'il en soit, il sera bon, la guérison une fois obtenue, de faradiser de temps en temps les muscles précédemment paralysés car, ainsi que l'a remarqué M. Gendrin, les nouveaux accès hystériques tendent à ramener une rechute. Il ne faut pas non plus oublier que, capricieuse de sa nature, la paralysie hystérique guérit dans un cas par telle variété d'électrisation et, dans un autre cas, par telle autre et que, rebelle quelquefois à tout traitement, elle cède aussi très-souvent à une faradisation unique.

CHAPITRE II.

DE L'HÉMIPLÉGIE DE LA MOTILITÉ.

Cette akinésie est généralement considérée comme très-fréquente. Pour M. Briquet, c'est même cette variété que l'on observe le plus souvent dans l'hystérie. Dans le nombre d'observations assez restreint que j'ai pu recueillir, on verra que sur 17 malades, je n'ai trouvé que 5 fois l'hémiplégie. Ce n'est du reste probablement là qu'une exception. Certains auteurs pensent que la forme hémiplégique n'est en quelque sorte pas réelle et qu'il y a coïncidence simple d'une paralysie du membre supérieur et du membre inférieur. Ils s'appuient, pour expliquer leur théorie, sur la paralysie croisée qu'on observe assez souvent dans l'hystérie. Cependant, si l'on admet, avec la plupart des médecins, que la paralysie hystérique est d'origine centrale, la fréquence de la forme hémiplégique s'expliquera facilement. Ce qui déroute pourtant un peu dans ce cas, c'est l'absence de la paralysie faciale. Nous verrons, en effet, que l'hémiplégie faciale est de toutes les paralysies névrolytiques une de celles que l'on observe le plus rarement.

Début. — L'hémiplégie peut se montrer peu à peu. Elle envahit d'abord le membre inférieur, puis se généralise et atteint bientôt le membre supérieur. Mais, dans la plus grande partie des cas d'hémiplégie, le début est brusque. Il y a quelquefois perte de connaissance compléte, comme dans une hémiplégie à la suite d'apoplexie cérébrale; mais la connaissance peut être aussi conservée.

Symptômes. — Cette variété de la paralysie hystérique se montre, comme toutes les autres formes, plus souvent à gauche qu'à droite. Les deux membres peuvent être atteints à un degré égal. En cas contraire, le membre inférieur est toujours beaucoup plus paralysé. L'incontinence des matières fécales et de l'urine est très-rare. Les sphincters sont donc très-contractiles, tandis que les réservoirs musculeux sont le plus souvent paralysés.

En somme, les symptômes de l'hémiplégie hystérique sont les suivants : impossibilité ou du moins difficulté très-grande de faire mouvoir les membres paralysés. La marche est gênée, elle présente d'après Todd un caractère particulier. « Dans l'hémiplégie par lésion cérébrale, le malade, au moment de mouvoir le membre paralysé, déjette d'abord le tronc du côté sain sur lequel il fait porter tout le poids du corps, puis, par un mouvement de circumduction, il porte en avant le membre malade, en lui faisant décrire un arc de cercle. Dans la paralysie hystérique, dès que le bassin s'élève, le membre paralysé s'élève comme une masse inerte près du membre sain, sans mouvement de circumduction et sans que la malade fasse aucun effort pour le lever de terre ; le pied traîne et balaye le sol pendant la progression. » Au membre supérieur, les mouvements sont très-limités. Il est rare qu'ils soient complétement abolis. La contractilité musculaire est très-affaiblie, ce dont on s'assure au moyen du dynamomètre.

Complications. — L'hémiplégie s'accompagne très-rarement de la paralysie de la motilité de la face, mais elle est souvent compliquée de l'anesthésie faciale, soit du même côté, soit du côté opposé à la paralysie des membres. La contracture est également assez fréquente. Enfin, l'anesthésie peut occuper aux membres non-seulement la peau, mais les muscles, le périoste et les os. A la suite de l'affaiblissement musculaire on a observé quelquefois des luxations diverses. M. Briquet a eu ainsi l'occasion de voir des luxations des articulations fémoro-tibiale, tibio-tarsienne et scapulo-humérale.

Diagnostic. — Lorsque l'hémiplégie hystérique survient subitement, on pourrait la confondre avec celle qui succède à une lésion cérébrale. Mais les antécédents de la malade peuvent tout d'abord mettre sur la voie. On saura que des attaques hystériques se sont montrées assez fréquemment, ou bien que la malade présente une grande variabilité de caractère, qu'elle est irritable, etc. Des akinésies ou des anesthésies auront pu se montrer antérieurement dans d'autres parties du corps. De plus la paralysie faciale est l'exception dans l'hémiplégie hystérique, nous savons, au contraire, combien elle est fréquente dans l'apoplexie cérébrale. Les muscles de la langue sont également respectés, on ne trouve qu'une anesthésie linguale coïncidente. La perte des mouvements est bien rarement complète, les malades peuvent imprimer de légères contractions, soit au membre supérieur, soit au membre inférieur ; dans l'hémiplégie cérébrale, au contraire, la perte des mouvements est tout d'abord absolue, ce n'est que plus tard que l'on voit apparaître quelques légers changements. Enfin, nous savons que dans l'hémiplégie de cause hystérique, la contractilité électro-musculaire est au début généralement intacte, tandis que la sensibilité électro-cutanée est abolie.

D'autre part, l'hémiplégie peut se montrer à la suite du ramollissement, elle peut être due à des tumeurs de nature diverse, syphilitiques ou autres, développées dans le crâne. Mais, dans ce cas, la marche et les symptômes permettront encore de distinguer ces variétés d'hémiplégie, de l'hémiplégie hystérique. En effet, la marche est lente ; les vomissements, les céphalalgies intenses, les paralysies faciale ou des organes des sens sont des symptômes que l'on observe toujours, lorsque existe une tumeur cérébrale. Les antécédents seront également d'un grand secours. Enfin, le ramollissement n'atteint que rarement les jeunes sujets, et il est accompagné d'un affaiblissement de l'intelligence très-marqué, tous symptômes que ne présente pas l'hémiplégie hystérique.

Le pronostic est sans gravité. L'hémiplégie hystérique guérit toujours, que le symptôme disparaisse subitement, ou bien que l'amélioration ne survienne que peu à peu.

Quant au traitement il ne présente aucune indication spéciale. Je prie donc le lecteur de se reporter à ce que j'en ai dit au chapitre premier de cette troisième partie.

CHAPITRE III.

DE LA PARAPLÉGIE DU MOUVEMENT.

Cette variété de paralysie a appelé l'attention d'un grand nombre d'observateurs. Je citerai parmi les auteurs modernes qui se sont surtout occupés de cette question, MM. R. Leroy d'Étiolles, Gull, Brown-Séquard et Jaccoud. M. Briquet consacre également un chapitre à l'étude de la paraplégie hystérique.

Fréquence. —La paraplégie hystérique n'est pas rare. M. Briquet l'a observée 34 fois sur 400 hystériques.

Début. — Il est tantôt brusque. La paralysie se montre promptement comme cela a lieu dans l'hématorachis. D'autres fois le développement est lent. L'akinésie est annoncée par de l'anesthésie ou de l'hyperesthésie cutanées des membres inférieurs, par quelques fourmillements, et un sentiment de fatigue extrême. Il arrive aussi que la paraplégie n'est que l'aggravation d'une paralysie déjà existante, c'est ainsi qu'on l'a vu succéder à une hémiplégie.

Symptômes. — Il est bien rare que la paraplégie soit complète. On n'observe le plus souvent qu'un affaiblissement des membres inférieurs, faiblesse qui varie depuis une simple gêne dans la station et dans la marche jusqu'à l'impossibilité presque absolue des mouvements. Il arrive souvent que la malade, étant couchée, peut imprimer des mouvements étendus à ses membres inférieurs. On croirait alors qu'il a y paresse ou simulation chez elle, mais tente-t-on de lui faire faire quelques pas, tout d'abord la progression quoique lente s'effectue assez bien, mais bientôt les jambes commencent à faiblir, elles ploient sous le poids du corps, on dirait qu'à un moment donné, l'influx nerveux dont la malade a fait provision est épuisé.

Complications. — L'anesthésie cutanée et musculaire s'observent très-souvent dans la paralysie hystérique. Elles contribuent également à rendre la marche presque impossible, lorsque la contractilité musculaire existe encore. La contracture est rare. Je ne l'ai pas rencontrée chez les paraplégiques qu'il m'a été donné d'étudier. Des paralysies viscérales diverses viennent compliquer la paraplégie : paralysie de la vessie, des intestins, du rectum, donnant lieu à des rétentions d'urine, à de la tympanite et à une constipation opiniâtre.

Durée. — De toutes les akinésies hystériques, la paraplégie est celle qui dure le plus longtemps, et surtout lorsqu'elle est accompagnée des paralysies viscérales que je viens de signaler. Elle reste souvent immobile pendant plusieurs années, puis peut disparaître subitement. Je dois dire cependant que la paraplégie est plus fixe que les autres paralysies hystériques, et qu'on observe moins souvent chez elle ces variations dans l'intensité et dans la situation qui constituent un des caractères pathagnomoniques de l'akinésie nerveuse.

Diagnostic. — La paraplégie hystérique est le symptôme d'un si grand nombre de maladies diverses que le diagnostic de la cause est très-difficile à établir. Ainsi, pour ce qui concerne la paraplégie hystérique, elle sera souvent méconnue, ou attribuée à une lésion de la moelle, telle que la congestion, l'inflammation des méninges spinales ou bien la myélite. La congestion de la moelle donne surtout lieu à une paraplégie qui présente les plus grandes ressemblances avec la paraplégie hystérique. Comme elle, elle peut être brusque dans son apparition et fugace dans ses symptômes. Elle se dissipe de même sans laisser de traces. Aussi beaucoup d'observateurs ont-ils considéré la paraplégie hystérique comme due à une congestion médullaire, tandis que, pour d'autres auteurs, Brown-Séquard, etc., elle reconnaîtrait comme cause une anémie de la moelle.—La myélite se reconnaît à l'existence et de la paraplégie et de douleurs siégeant le long de la colonne vertébrale. Ces deux ordres de symptômes se montrent aussi dans la paraplégie hystérique. Mais la douleur rachidienne n'est pas fixe dans l'hystérie, elle peut occuper différents points, apparaître aux lombes ou dans l'espace interscapulaire. Ce n'est pas tant la pression sur les apophyses épineuses qui la développe que la pression dans les gouttières vertébrales, ce qui montre que l'hyperesthésie réside surtout dans les muscles. Les autres symptômes de l'hystérie mettront du reste facilement sur la voie. En cas de doute, on aura du reste recours à l'électricité. Dans la myélite, sous l'influence du courant, les muscles se comportent comme s'il y avait interruption des nerfs moteurs, ils perdent très-vite leur contractilité électro-musculaire, et de même la sensibilité électro-musculaire leur fait bientôt défaut. — La méningite rachidienne est souvent liée au vice rhumatismal; elle peut coïncider avec une méningite cérébrale. Sa marche peut être très-rapide. Elle offre rarement de vraies convulsions, mais plutôt des contractures ou partielles ou générales. — Si la paraplégie succède à la grossesse, si elle est liée à une maladie utérine, le diagnostic deviendra assez difficile. Cependant, les commémoratifs, l'examen attentif des symptômes permettront de ne pas commettre d'erreur. — Nous savons que, dans la paraplégie saturnine, outre les antécédents, l'exploration électrique est d'un grand secours. On trouve toujours de la contractilité électrique avec persistance de la sensibilité électro-musculaire. On observe justement le contraire dans la paraplégie hystérique. — Les paralysies survenues à la suite de coliques végétales présentent le même symptôme, mais pour beaucoup d'auteurs la colique végétale n'est autre chose qu'un symptôme d'intoxication saturnine déguisée.

Pronostic. — Il est généralement peu grave comme dans toutes les akinésies hystériques. La paraplégie peut en effet disparaître subitement. Elle emprunte, cependant, un certain caractère de gravité à la présence simultanée avec elle, de la paralysie, du rectum et de la vessie. Elle peut aussi rester immobile pendant des années. Mais enfin, à moins de complications, elle ne devient pas permanente.

Traitement. — La constitution est-elle chloro-anémique, on devra tout d'abord administrer le tartrate ferrico-potassique, l'extrait de quinquina. La paraplégie s'accompagne parfois de symptômes de congestion vers la moelle, c'est alors qu'il sera bon d'appliquer des ventouses sèches et des vésicatoires volants. Je ne crois pas qu'il soit utile d'employer les émissions sanguines, les moxas et les cautères qui ne font qu'appauvrir l'économie et dont l'utilité est fort problématique. Il est, je pense, préférable de ne rien dire du traitement de Brown-Séquard qui, attribuant la paraplégie hystérique à une anémie de la moelle ou à une contraction de ses vaisseaux, conseillait aux malades de rester couchées sur le dos, afin que par les lois de la pesanteur, le sang pût se rendre facilement à la moelle et augmenter ainsi sa nutrition. On a également administré la strychnine, mais sans succès bien notable. Il en est de même de l'opium, de la belladone, de l'ergot de seigle. Quant aux stations balnéaires, quelques médecins préfèrent les eaux sulfureuses, tandis que d'autres envoient leurs malades aux sources salines thermales de Balaruc ou de Louèches en Suisse. Mais c'est encore à l'électrisation qu'on doit les plus grands succès. On galvanisera la moelle par le procédé de Remak, ou bien on faradisera les membres inférieurs, soit en agissant sur les nerfs sciatiques, soit en excitant isolément les différents muscles. Il est de toute nécessité de surveiller avec soin les fonctions de la vessie et du rectum, et de tenir le ventre libre par les moyens appropriés.

CHAPITRE IV.

DES PARALYSIES PARTIELLES DU MOUVEMENT.

Quelques-unes de ces paralysies ne sont pas rares dans l'hystérie, telles sont les paralysies isolées d'un membre supérieur ou inférieur. Il en est d'autres, au contraire, remarquables par leur peu de fréquence, telle est la paralysie faciale.

§ I. — De la paralysie faciale.

On ne l'observe jamais isolée, elle accompagne toujours la paralysie des membres surtout l'hémiplégie. Elle est quelquefois alterne avec cette dernière. On la reconnaît à un défaut de symétrie dans les deux moitiés de la face et à la déviation de la commissure labiale, lorsque la malade veut rire ou parler. Elle est toujours accompagnée de l'anesthésie de la peau et des organes des sens du côté où elle siége. Elle disparaît souvent d'elle-même; si elle est rebelle, on aura recours à la faradisation. La galvanisation devra être complétement rejetée à cause de son action sur la rétine.

§ II. — DES PARALYSIES PARTIELLES DES MEMBRES.

L'akinésie d'un bras, d'une jambe, ou bien même d'une portion de membre se voit également dans l'hystérie. Les désordres que peut amener une paralysie partielle, qui de plus n'est jamais compléte, ne sont pas importants. On note seulement un affaiblissement du membre, affaiblissement démontré par le dynamomètre et qui passe souvent inaperçu si la paralysie occupe un des membres supérieurs. Si les deux bras sont atteints, les mouvements peuvent cependant s'effectuer, les malades pourront même coudre et broder, mais à cause de l'anesthésie cutanée qui accompagne toujours ces paralysies partielles, elles ont besoin du secours de leur vue. Le traitement ne présente pas du reste d'indication particulière.

CHAPITRE V.

DES PARALYSIES MUSCULAIRES VISCÉRALES.

On trouvera dans ce chapitre la description d'un certain nombre de paralysies de muscles de la vie de relation. Ces paralysies devraient peut-être être décrites séparément, telles sont les paralysies du diaphragme, des muscles moteurs des yeux et des muscles du larynx. Il me semble, cependant, qu'afin de ne pas scinder l'histoire des paralysies viscérales, il est préférable de les étudier dans ce chapitre. Je décrirai donc successivement les paralysies des muscles droits, obliques et élévateurs de l'œil, les paralysies des organes de la respiration, et sous ce chef, je rangerai la paralysie du diaphragme et les paralysies des musces du larynx, puis les paralysies des organes de la digestion, les paralysies des organes génito-urinaires, et je terminerai enfin en disant quelques mots de la paralysie du cœur et du système vaso-moteur.

§ Ier. — De la paralysie des muscles de l'oeil.

La paralysie de l'élévateur de la paupière supérieure ou ptosis a été observée par John France (1) et Canton (2). Cette variété de paralysie hystérique est peu fréquente. Il en est de même de la paralysie des muscles droits et obliques. Je n'ai guère trouvé qu'une seule observation, due à Szokalski. Quant à celle du Dr Ceccarelli (3), on peut aussi bien rapporter la cause de la paralysie au rhumatisme qu'à l'hystérie. Le début du ptosis peut être subit, ainsi que nous le voyons dans l'observation de Canton; ou bien quoique graduelle, la paralysie peut être complète en quelques heures. Le globe oculaire est entièrement recouvert par la paupière supérieure. La pupille reste contractile. La paralysie ne se borne pas à l'élévateur, mais elle peut envahir la partie inférieure du muscle occipito-frontal. C'est ainsi que, dans le cas de France, le sourcil gauche restait immo-

(1) John France, Case of Ptosis. Guy Hosp. Reports; octobre 1849.

(2) Canton, Hysterical Ptosis. Westminster Méd. soc. London med. Gaz.; 1850.

(3) Ceccarelli, Paralysie des quatre muscles droits, et de l'élévateur de la paupière supérieure. Journal de Bruxelles, 1863.

bile. La contracture de l'orbiculaire complique souvent le ptosis. Quant au traitement, il consista, dans les deux cas, dans l'usage de pilules d'aloès, d'asa fœtida, des emménagogues et dans l'application d'un vésicatoire à la tempe gauche.

La paralysie des muscles moteurs de l'œil est encore moins connue. Elle se caractérise par l'immobilité complète du globe oculaire et par des troubles assez singuliers dans la vision. La pupille peut être dilatée, irrégulièrement arrondie et presque immobile; mais ce qu'il y a de curieux, c'est que la malade se trompe dans l'appréciation de l'étendue, de l'éloignement et de la grandeur absolue des objets. Elle peut exagérer ou méconnaître les mouvements et l'immobilité, et cependant elle voit les objets avec leur couleur et leur éclairage naturels.

§ II. — Des paralysies du diaphragme et du plan musculaire des organes de la respiration.

Article 1er. — *Paralysie du diaphragme.* — Signalée par M. Duchenne (de Boulogne), cette variété de paralysie hystérique est des plus rares. Je ne sais s'il est possible de trouver dans la science d'autres observations que celles de MM. Duchenne et Briquet. J'ai vainement fait des recherches dans ce but dans les auteurs anglais et allemands. Oppolzer (1), dans une étude sur la paralysie du diaphragme, cite bien l'hystérie comme pouvant l'amener, mais il ne donne pas d'obsevations.

(1) Oppolzer, Ueber Krankheiten des peripher. Nerven. Spitalzeit, 1862.

Quoi qu'il en soit, dans la paralysie du diaphragme, la respiration est très-accélérée. L'anhélation augmente encore par le moindre mouvement. A l'état normal, l'épigastre et les hypochondres sont refoulés au dehors pendant l'inspiration. Dans la maladie qui nous occupe, le contraire a lieu. Les viscères sont comme aspirés dans la cavité thoracique et il se forme une sorte de ceinture à la base de la poitrine. A l'expiration, les régions hypogastrique et hypochondriaques se soulèvent, tandis que la poitrine se resserre. La gêne de la respiration n'est pas trop grande. L'hématose se fait bien. La défécation s'opère très-difficilement. La voix est changée dans son timbre; elle est sourde, étouffée.

Diagnostic. — La paralysie du diaphragme peut reconnaître aussi pour cause l'intoxication saturnine et l'atrophie graisseuse. Mais les commémoratifs suffiront dans le premier cas. Dans le second on se rappellera que la paralysie du diaphragme n'est jamais un phénomène initial de l'atrophie graisseuse.

Pronostic. — Peu grave, à moins qu'il ne survienne quelque complication pulmonaire. Le diaphragme peut être suppléé par d'autres muscles. Cependant, d'après M. Briquet, cette variété de paralysie est une des plus tenaces qu'il ait observées.

Traitement. — On administrera les préparations de valériane, d'asa fœtida, d'opium à haute dose. On prescrira l'application de vésicatoires aux parties antérieures du cou et du thorax. La cautérisation du pharynx avec l'ammoniaque a été conseillée. Et enfin la faradisation du diaphragme par l'intermédiaire des nerfs phréniques a été pratiquée par M. Duchenne.

Article II. — *Paralysie des muscles du larynx. Aphonie.* — Tout d'abord il faut se garder de confondre le mutisme, l'alalie hystériques avec l'aphonie. Le premier tient probablement à une lésion centrale, tandis que dans l'aphonie il y a simplement paralysie des muscles du larynx.

Fréquence. — L'aphonie est un des accidents hystériques que l'on observe le plus souvent.

Le début est généralement brusque. Après une attaque, la malade se trouve non pas complétement aphone, mais sa voix a subi un changement notable dans son timbre, il y a dysphonie.

Symptômes. — La respiration est normale, mais on observe une altération remarquable de la voix, qui tantôt est basse et enrouée, tantôt, au contraire, très-aiguë suivant M. Axenfeld. Ce dernier caractère n'est pas reconnu par les auteurs. Presque tous, au contraire, s'accordent à dire que la voix est très-basse, et parmi eux je citerai Althaus (1), qui a pu observer 13 cas de paralysie hystérique des muscles du larynx. D'après M. Hirtz (2), cette aphonie est caractérisée par son début brusque, l'absence de toux, de sécrétion et de douleur. Cependant une des malades de Althaus se plaignait d'une douleur vive au pharynx, elle disait avoir une plaie dans cette partie. Il y a, avons-nous dit, le plus ordinairement dysphonie, on a observé aussi quelques cas d'aphonie complète.

(1) Althaus, Med. Times and Gazette; 1858. Hysteric aphonie.
(2) Hirtz, Gazette médicale de Strasbourg; 1842.

Le laryngoscope peut avoir une certaine utilité pour le diagnostic de cette affection. Fischer (1) cite dans un mémoire le résultat de l'examen laryngoscopique, chez deux malades atteintes d'aphonie hystérique. Chez l'une, la portion respiratoire de la glotte ferme bien, la portion vocale reste béante pendant la phonation. La glotte présente ainsi la forme d'une ellipse. Les cordes vocales supérieures sont pâles. Chez l'autre, occlusion pathologique de la glotte. Le cartilage aryténoïde gauche s'était glissé au devant du cartilage aryténoïde droit et les cordes vocales se couvraient probablement aussi en partie. Il fut en effet impossible d'examiner ces dernières, parce que l'épiglotte était fortement renversé. Ces deux examens avaient été pratiqués par le professeur Traube.

Diagnostic. — Il est facile. On ne peut guère confondre l'aphonie hystérique qu'avec une laryngite. Mais dans cette dernière, les troubles se produisent lentement. Il y a une toux persistante et la voix reste enrouée avant de se perdre.

Durée. — Très-variable. Elle peut ne durer que quelques heures ou exister pendant des mois. Landouzy a observé une malade chez laquelle l'aphonie persista pendant quinze mois. Althaus cite aussi un cas de paralysie hystérique durant depuis dix ans.

Traitement. — On a successivement recouru à divers traitements dans cette variété de paralysie. Hirtz, Bamberger (2) ont employé les douches, les affusions

(1) Fischer, Ein Beitrag zur Lehre von den Larynx affectionen beim typhus. Berlin Klin. Woch. scrft. 1864.

(2) Bamberger, Aph. hyst. Beobachtungen aus des medicinischen Klinik in Prag. Deutsche klinik, 1850.

froides. L'opium, la belladone, l'extrait alcoolique de noix vomique; ce dernier à dose de 3 centigrammes en pilules, ont été préconisés.

Quelques médecins ont voulu établir une dérivation, en touchant la paroi postérieure du pharynx avec un pinceau trempé dans l'ammoniaque ou dans une solution au 1/60 de nitrate d'argent. Bishop (1) se trouve bien de cette pratique. On a également appliqué des vésicatoires au devant du cou et fait des frictions avec l'huile de croton tiglium. Mais c'est encore à l'électrisation que l'on doit le plus grand nombre de succès. Rostan (2), Briquet, Erdmann, Philipeaux (3), Althaus, Sédillot (4), Golding-Bird, ont chacun guéri des malades, soit par la faradisation cutanée simple, soit par une excitation plus complète. Si la faradisation cutanée reste insuffisante, on cherchera à amener des contractions en plaçant un pôle sur la langue, l'autre au niveau de la région crico-thyroïdienne. En cas d'insuccès de cette dernière méthode, on devra recourir à l'excitation du nerf laryngé inférieur et des muscles du larynx. Un excitateur est porté dans le pharynx, on le fait pénétrer jusqu'au dessous de la partie postérieure du larynx, le second excitateur est placé à l'extérieur au niveau du muscle crico-thyroïdien. Il faut toucher autant que possible les muscles paralysés et ne toucher qu'eux. Si l'aphonie hystérique est liée à une affection utérine, on

(1) Bishop, Medical society of London, 1845.

(2) Rostan, Leçons cliniques sur les névroses. Gaz. hôpit., 1845.

(3) Philipeaux, Aphonie rebelle guérie par l'excitation électrique du nerf laryngé inférieur. Gaz. méd. de Lyon; 1856.

(4) Sédillot, Guérison de mutité et d'aphonie par l'électricité. Gaz. des Hôpitaux; 1856.

devra traiter cette dernière, et la guérison surviendra peut être. C'est ainsi que le Dr Lumpe (1) vit disparaître, après l'ablation d'un polype fibreux utérin, une aphonie hystérique qui datait déjà de plusieurs années.

Dans l'état actuel de la science, il est presque impossible de dire s'il existe une paralysie du plan musculaire des bronches, des petits muscles de Reisessen. En tout cas, elle ne déterminerait pas la dyspnée, qui semblerait plutôt due à une contraction spasmodique de ces mêmes muscles.

§ III. — Des paralysies du plan musculaire du tube digestif.

La paralysie hystérique des muscles de la langue pourrait être rattachée aussi bien à l'étude de l'aphonie qu'à cet article ; mais, en raison du rôle de la partie musculaire de la langue pendant la mastication, je dirai ici quelques mots de la glossoplégie. Cette paralysie est extrêmement rare. Je n'en connais qu'une observation qui a été rapportée par Posner (2). La perte des mouvements survenue après une attaque était complète. La déglutition était très-difficile, la mastication se faisait mal, voix complétement perdue. La guérison ne fut obtenue qu'après 32 électrisations par l'appareil Dubois, du nerf hypoglosse. Les paralysies des constricteurs du pharynx et de l'œsophage sont très-rares. Elles ne dé-

(1) Lumpe, Wien. med. Wochscrft. 1859.

(2) Posner, Vollkommene glossoplegie und alalie durch electricitæt geheilt. Med. cent. Zeit, 1858.

terminent que de la gêne et parfois même de l'impossibilité de la déglutition.

La paralysie des fibres musculaires de l'intestin est très-fréquente; elle donne lieu lorsqu'elle siége dans les premières parties du tube intestinal à de la tympanite. Le rectum est-il seul paralysé, alors survient une constipation opiniâtre. — Cette paralysie musculaire se montre d'emblée, ou bien elle succède à l'anesthésie. Lors de l'étude sur les anesthésies viscérales, j'ai déjà décrit la tympanite hystérique, je n'y reviendrai donc pas. Je me contenterai de dire ici que deux médecins anglais, MM. Ramskiel (1) et Spencer Wells (2), ont observé chez les hystériques des tumeurs abdominales qui simulaient la tympanite. — Chez deux malades, le ventre présentait la circonférence qu'il offre dans les derniers mois de la grossesse. La percussion donnait chez l'une un son éclatant, chez l'autre au contraire, on trouvait de la matité, due probablement à une surcharge graisseuse des parois abdominales. Le diagnostic fut longtemps douteux. Dans le but de l'éclairer, ces deux médecins voulurent examiner leurs malades dans le sommeil chloroformique. Ils constatèrent alors avec surprise que la tumeur avait complétement disparu, pour reparaître en quelques minutes lors du réveil. — Peut-être cette tuméfaction abdominale était-elle due dans les deux cas à un abaissement du diaphragme et à une rétraction des fausses côtes. On ne peut admettre, en effet, en raison de phénomènes observés pendant les inhalations chloroformiques que cette singulière affection fût une tympanite véritable.

(2) Ramskiel, Hysteric Tympanitis Med. Times, 1859.
(3) Spencer Wells, Case of Phantom Tumor, *ibid.*

Quant à la constipation, elle reconnaît pour cause un défaut de contractilité, non-seulement des fibres musculaires de l'intestin et du rectum, mais aussi du releveur de l'anus ; ou bien la paralysie des muscles abdominaux ou du diaphragme. Par contre, il est très-rare d'observer dans l'hystérie la paralysie des sphincters de l'anus, paralysie qui enlève aux malades la faculté de retenir leurs matières. On trouvera pourtant à l'observation 8 la relation d'un fait de ce genre. Je dois dire, cependant, que cette malade était paraplégique et que, c'est dans cette variété de la paralysie hystérique qu'il a été donné de rencontrer quelquefois cette complication.

Traitement. — On entretiendra la liberté du ventre, en administrant des pilules d'aloès, la magnésie anglaise, le colombo, le girofle et l'alcool de menthe. La tympanite et la constipation résistent-elles, on aura recours à l'électrisation des parois abdominales, ou bien encore à la faradisation rectale localisée.

§ IV. — De la paralysie du plan musculaire de la vessie.

Cette accident est fréquent dans l'hystérie. Il survient isolément ou bien accompagne l'hémiplégie, mais surtout la paraplégie. Brusque dans son apparition comme après une attaque, il peut aussi se montrer peu à peu.

La paralysie vésicale s'annonce par la rétention ou par l'incontinence d'urine, d'après M. Philipeaux (1).

(1) Philipeaux, Études sur l'électricité appliquée au diagnostic et au traitement des maladies. Paris, 1857.

Il est bien probable, cependant, que l'incontinence n'est pas un phénomène initial de la paralysie vésicale hystérique, mais ne se montre que plus tard. Le plan musculaire se paralyse, soit isolément, soit à la suite de l'anesthésie concomitante de la muqueuse. Le premier phénomène produit est la rétention. L'incontinence ne paraît que plus tard, elle survient alors par regorgement, ou bien est due à un affaiblissement de contractilité du sphincter vésical. La rétention d'urine n'est pas seulement due au défaut de contractilité de la vessie, elle peut succéder aussi à une paralysie des muscles abdominaux, et ce qui prouve que la vessie n'est pas en cause, c'est que le jet sort avec force si on introduit un cathéter.

Durée. — La paralysie vésicale est-elle isolée, sa durée est courte. Si au contraire elle accompagne l'hémiplégie, la paraplégie, elle est très-opiniâtre et peut durer des années.

Traitement. — On a successivement conseillé l'opium, la belladone, les injections froides, mais sans résultat. M. Lecluyse (1) préconise les injections de strychnine. La vessie devra être vidée au moins deux fois par jour au moyen du cathéter, et si le traitement général reste sans résultat, on lui adjoindra l'électrisation localisée. M. Duchenne faradise la vessie, en introduisant un rhéophore dans la vessie, l'autre étant placé sur l'hypogastre ou bien il place un des rhéophores dans la vessie et l'autre dans le rectum. Mais l'excitation électrique du

(1) Lecluyse, Paralysie de la vessie guérie par les injections de strychnine. Ann. Soc. émulation de la Flandre occidentale; 1850.

rectum peut avoir quelques inconvénients. Aussi M. Duchenne a-t-il inventé un rhéophore vésical double consistant en deux tiges métalliques flexibles introduites dans une sonde en caoutchouc à double courant. Ces deux tiges ainsi isolées sont portées dans la vessie; leurs extrémités, d'abord accolées, se séparent par un mécanisme spécial. On peut ainsi agir sur deux points différents de la muqueuse et faire passer dans la vessie des courants très-puissants. Le courant de la première hélice excite plus vivement la sensibilité. On devra donc employer le courant de la seconde hélice pour réveiller la contractilité musculaire, réservant celui de la première pour le traitement de l'anesthésie vésicale.

§ V. — De la paralysie du cœur et du vaso-moteur.

M. Briquet pense que le cœur n'est pas à l'abri de la paralysie hystérique et que ses fibres musculaires peuvent perdre de leur contractilité. D'après cet auteur, quelques hystériques présentent un affaiblissement extrême des contractions du cœur et du pouls. La question est du reste loin d'être jugée.

Le système vaso-moteur peut-il être paralysé dans l'hystérie? Benedikt le pense; il s'appuie pour prouver son opinion sur l'apparition de taches scorbutiques sur la peau des malades qu'il électrisait. Mais il ne faut pas oublier que Benedikt emploie la galvanisation et nous savons du reste que ce mode d'électrisation n'est pas sans action chimique sur la peau. Le fait de Mauthner (1)

(1) Mauthner, Beitræge zur Neuropathologie. œstr. Zeitschrft für prakt. Heilkunde, 1865.

paraît plus probant. Chez une jeune fille chlorotique à tempérament nerveux, il observa aux mains et aux pieds d'abord un peu de gonflement puis de la rougeur. Cette rougeur était remplacée bientôt par une cyanose très-intense. Les parties se refroidissaient et étaient anesthésiées. Ces accidents se montraient assez fréquemment. C'est probablement à cette paralysie qu'il faut rapporter l'abaissement de température constaté chez les hystériques atteints d'akinésie ou d'anesthésie, ainsi que la décoloration de la peau observée dans quelques cas.

OBSERVATIONS.

OBSERVATION Ire.

(Communiquée par M. Labbé, interne des hôpitaux.)

Tentative d'empoisonnement. — Anesthésie d'abord complète, puis hémi-anesthésie droite. — Paraplégie. — Hématémèse. — Paralysie de la vessie. — Hallucinations de la vue. — Hoquet. — Toux hystérique. — Avortement. — Guérison.

Cette observation est très-intéressante. Elle est longue, et je suis forcé, à mon grand regret, de la résumer.

B... C..., âgée de 28 ans, mariée. Rien de particulier dans les antécédents : la malade aurait eu des attaques hystériques, et même, à l'Hôtel-Dieu, de la catalepsie reconnue par M. Monneret.

3 janvier 1867. Tentative d'empoisonnement par le chloroforme ; violente attaque de nerfs à la suite. Elle est amenée à l'hôpital St-Antoine, et couchée salle Sainte-Cécile, n° 27. C'est une femme vigoureuse, d'une forte constitution et d'un tempérament sanguin. Elle exhale par la bouche une très-forte odeur de chloroforme. Excitation générale. Anesthésie complète de tout le corps. Céphalalgie.

Le 5. État assez satisfaisant. L'anesthésie est toujours aussi complète. On peut enfoncer des épingles dans le tissu cellulaire sous-cutané, sans que la malade s'en doute. Insensibilité au chatouillement. Les muqueuses nasale et buccale sont insensibles. Locomotion impossible. Les jambes ne peuvent supporter le poids du corps et n'exécutent que de faibles mouvements.

Le 7. Douleurs vives dans la région lombaire. La malade nous apprend qu'elle est enceinte de quatre mois, et que c'est là sa première grossesse. Le col est un peu mou. Pas de pertes.

Le 8. Léger écoulement roussâtre par la vulve. Des douleurs abdominales se montrent ; elles seraient survenues, au dire de la malade, après un bain pris dans la journée du 7.

Les jours suivants les douleurs disparaissent; mais la paralysie reste toujours presque complète. La sensibilité est obtuse. Le caractère de la malade est celui de toutes les hystériques : il est bizarre, fantasque; elle rit et pleure sans motifs.

Le 15. On signale ce jour-là une amélioration assez notable de la paraplégie et de l'anesthésie. Cette femme peut se soutenir sur la jambe gauche, et marcher lorsqu'on la soutient. L'analgésie a pris la forme hémiplégique. La limite est nettement tracée : tout le côté droit est analgésié, la peau aussi bien que les muqueuses. La faradisation, très-douloureuse à gauche, n'est pas perçue à droite. L'anesthésie des muqueuses est également complète; ainsi, l'électrisation de la langue, fort bien sentie du côté gauche, ne l'est pas à droite. Pendant tout le temps du séjour à l'hôpital, on observe chez cette malade des attaques avec perte de connaissance, issue de salive spumeuse; roideur tétanique du corps, avec conservation de la position que l'on donne aux membres. Ces attaques durent de vingt à trente minutes. Au réveil, discours incohérents; pleurs pendant deux ou trois minutes. Ces attaques étaient peut-être simulées.

Le 19. Paralysie de la vessie. Cathétérisme. Faradisation cutanée. Les parois abdominales ne sont pas électrisées à cause de la grossesse. Garde-robes normales.

Le 26. Douleurs lombaires intenses. Perte utérine très-abondante. — Traitement approprié.

Le 28. La perte est arrêtée. Mais un nouvel accident se manifeste. Ce sont des hématémèses se renouvelant fréquemment. La quantité de sang rejeté peut être évaluée à un verre dans les vingt-quatre heures. — Glace, eau de Seltz.

3 février. Même état. Hallucinations de la vue : la malade voit des serpents autour d'elle; son lit est entouré de grandes draperies à couleurs tranchées.

Le 4. L'hématémèse diminue. La paralysie vésicale ne s'améliore pas.

Le 5. Hoquet persistant qui fatigue beaucoup la malade.

Le 8. Hématémèse. Électrisation du diaphragme contre le hoquet.

Les jours suivants le hoquet persiste, ainsi que les vomissements de sang mêlé à des matières alimentaires. Hémorrhagie rectale; malgré cela, la constitution ne s'altère pas; l'anesthésie est toujours aussi complète du côté droit.

Le 17. Le hoquet cesse vers le soir, mais est immédiatement remplacé par une toux continuelle, sans crachats, et présentant tous les caractères de la toux hystérique.

Le 18. Nuit mauvaise. Frisson, sueurs abondantes, vomissements, écoulement blanchâtre par les seins.

Le 23. La toux hystérique cesse à quatre heures; le hoquet lui succède. Hématémèses répétées dans le courant de la journée, et écoulement de sang par l'urèthre. Il est à craindre que la malade n'ait voulu se sonder elle-même et ne se soit fait une fausse route.

Le 24. Douleurs lombaires. Pertes utérines vers trois heures : la malade rejette par la vulve une masse assez volumineuse, qu'elle s'empresse de faire disparaître. L'écoulement de sang par le rectum persiste.

1er mars. Depuis le 24 février, alternatives de hoquet et de toux. Les vomissements continuent. Les pertes utérines ont cessé. Le cathétérisme, d'abord difficile, s'exécute maintenant facilement à l'aide d'une sonde d'homme. L'écoulement de sang n'a plus lieu par l'urèthre. La paraplégie a disparu depuis quelques jours, ainsi que l'anesthésie.

Du 1er au 14 mars, l'état général s'améliore. Les aliments sont plus facilement supportés. On observe des alternatives de hoquet et de toux; mais ces phénomènes sont peu intenses et de courte durée.

Le 14. La malade éprouve, pendant la nuit, de l'agitation musculaire, une sorte de chorée légère. L'état général est bon, la vessie toujours paralysée.

Le 16. Électrisation de la vessie.

Le 26. La malade demande sa sortie. La paralysie du mouvement n'existe plus; la marche se fait bien, mais l'anesthésie du côté droit persiste encore, ainsi que la paralysie de la vessie.

OBSERVATION II.

(Communiquée par M. le Dr Onimus).

Paraplégie chez une enfant de 11 ans. — Electrisation par la méthode de Remak. — Guérison.

Enfant de 11 ans, non réglée, prise subitement, en octobre 1866, pendant la nuit, de convulsions cloniques sans perte de connaissance. Les jours suivants, ces convulsions persistent, mais se montrent principalement pendant le jour. Après ces attaques, faiblesse très-grande des membres inférieurs; il fallait soutenir la jeune malade, qui, sans cela, serait tombée sur le sol. On combattit ces accidents nerveux, d'abord par des bains tièdes aromatisés avec du tilleul, des boissons calmantes, une infusion de tilleul et de fleurs d'orangers avec quelques gouttes d'éther, puis ensuite par l'hydrothérapie. Vers le milieu de novembre, à la suite d'une crise très-violente, les membres inférieurs et surtout les jambes s'affaiblissent encore. La progression n'est plus possible que sur les genoux, et il faut porter la malade. Trois médecins sont consultés. Ils pensent que ces troubles nerveux ne sont qu'une variété de la danse de Saint-Guy, conseillent l'immersion dans un bain froid, les potions calmantes et les frictions sur le torse et sur les cuisses avec la brosse électrique Brandus. Il n'y a pas d'amélioration constatée à la suite du traitement. Les accès se produisent presque toujours au moment du coucher.

Le père vint alors à Paris; il consulte MM. G. Sée et Duchenne (de Boulogne), qui, tous deux, sont d'accord sur la nature hystérique de la paralysie, malgré l'âge peu avancé de la malade. L'hydrothérapie est écartée, et on a recours à l'électrisation avec un appareil à intermittences. 10 ventouses sont appliquées de chaque côté de la colonne vertébrale. MM. Trousseau et Chauffard sont successivement consultés; le premier prescrit des bains très-longs, les pilules de térébenthine et l'azotate d'argent à l'intérieur; le second conseille l'usage des pilules de castoréum et d'une potion arsenicale. Malgré ces différentes médications, la faiblesse persiste, les crises se montrent toujours au moment ordinaire du coucher. Que l'on dépasse cette heure, si, par exemple, l'enfant va au spectacle, les accès ne se montrent pas.

Le 31 décembre, l'attaque est des plus violentes, la parésie augmente, et la jeune malade ne peut même plus se traîner sur les genoux. A la suite d'une nouvelle consultation de M. Sée, le 1er janvier, l'électrisation est reprise et la malade est envoyée à M. Onimus.

Voici dans quel état la trouve ce médecin. Il n'y a pas d'anesthésie. Les mouvements sont conservés pendant le décubitus dorsal, affaiblis, il est vrai. La station debout est impossible, les jambes ploient sous le poids du corps. Couchée, l'enfant ne peut soulever avec ses membres inférieurs que 13 livres et demie. M. Onimus électrise la malade avec l'appareil à courant continu de Remak, et emploie le courant descendant pour l'électrisation de la moelle. Le pôle positif est placé à la partie supérieure de la colonne vertébrale et le pôle négatif à la région sacrée, ou bien aux pieds, ceux-ci trempant dans un bain d'eau tiède dans laquelle on plonge ce rhéophore. On n'emploie jamais plus de 6 à 8 éléments Remak; ce mode d'électrisation ne paraissait pas douloureux, mais agaçant. La sensibilité à l'électricité était exagérée, puisque 2 éléments de Remak suffisaient à développer l'excitation.

Après la première séance, la crise du soir fut violente, mais de courte durée.

Seconde séance, la malade soulève, avec ses membres inférieurs, 14 livres au lieu de 13 1/2.

La crise du soir est très-légère.

Après la troisième séance, les crises disparaissent complétement, et la malade peut marcher sur ses genoux, mais les jambes sont encore trop faibles pour la supporter.

Après la quatrième séance la force est augmentée, et les membres inférieurs soulèvent facilement 15 livres. Le soir même, l'enfant est plus solide sur ses jambes; elle fait d'abord quelques pas en se tenant aux meubles, puis marche bientôt comme à l'état normal, puisque le lendemain elle vient à pied trouver M. Onimus.

L'électrisation fut cependant continuée pendant six séances. La guérison ne s'est pas démentie; ainsi, le 30 octobre 1867, le père écrivait que de légères crises nerveuses s'étaient bien montrées de temps en temps, mais qu'il n'y avait plus trace de paraplégie.

OBSERVATION III.

(Personnelle).

Paraplégie. — Anesthésie cutanée. — Anesthésie de la vue et de l'ouïe. — Paralysie du rectum et de la vessie. — Sécrétion lactée. — Emploi du drap mouillé. — Guérison.

L. M. 26 ans. Piqueuse à la mécanique, fille. Entrée le 12 novembre 1866 à l'Hôtel-Dieu, salle Sainte-Anne, pour y être traitée d'une paralysie des deux membres inférieurs. — Antécédents : mère hystérique affectée de paraplégie et de contracture des deux jambes et morte à 42 ans dans cet état. Bonne santé dans l'enfance. Réglée à 20 ans, mais très-irrégulièrement depuis ce temps. Les règles ne paraissent que 3 ou 4 fois par an et se suppriment complétement à 26 ans. Elle est à Paris depuis 4 années. Son caractère est bizarre, irrégulier; pleurs, strangulation, boule hystérique, oppression épigastrique. La première attaque de nerfs survint à 22 ans, à la suite d'un chagrin. Les deux mois suivants, ces attaques se renouvellent trois ou quatre fois, puis elles cessent pendant quatre ans. A 25 ans, à la suite de contrariétés, nouvelles attaques, mais peu fréquentes. En somme il n'y eu guère chez notre malade que 12 à 14 grandes attaques. Elle n'a jamais eu d'enfants. Elle a commencé en 1863 à piquer à la mécanique. Ce travail l'occupa pendant douze heures par jour, et fut suivi au bout quelques mois d'une excitation génésique excessive. Malgré cela elle continue la même occupation. L'année 1863 se passa sans autres manifestations pathologiques ; Mais, au commencement de 1864, la malade remarque que ses jambes sont plus faibles. La station debout se fait bien, mais la marche est plus lente, et accompagnée d'oscillations en avant et en arrière. Ces phénomènes durent près de deux mois. Un soir, après une journée de travail, perte de connaissance subite. Application de sangsues, de sinapismes. La connaissance revient au bout de vingt-quatre heures, mais notre malade ne se rappelle rien de ce qui a pu se passer pendant ce temps ; elle présente des troubles de la vue et voit un grand nombre d'objets là où il n'y en a qu'un, ainsi que de la dureté de l'ouïe, surtout à gauche. Trois mois après, nouvelle attaque semblable. On l'apporte à l'Hôtel-Dieu, salle Saint-Antoine. Il y a eu aussi perte de connaissance, mais non aussi complète que précédemment. Des vésicatoires furent appliqués à la nuque. Séjour de quinze jours à l'hôpital. Sortie sur sa demande. A partir de cette époque, août 1864, jusqu'à janvier 1866, la malade est dans un état de santé assez satisfaisant. Toujours cependant, affaiblissement des jambes, disparition des règles, dureté de l'ouïe et troubles de la vue. Au mois de janvier 1866, douleurs violentes siégeant d'abord au sommet de la tête et envahissant le cou, les épaules et les reins. Engourdissement des jambes. A la même époque, un matin en descendant du lit, elle reconnaît que sa jambe droite ne peut plus la soutenir; elle fléchissait et la sensibilité y était abolie. Bains de vapeur. En février elle entre à la Pitié, service de M. Marotte, y reste deux mois et est traitée par les douches, les pilules d'opium, vésicatoires frictions avec le baume tranquille et ventouses scarifiées le long du dos. L'électrisation n'est pas employée. Pendant son séjour, elle vomit durant deux semaines des matières brunes, noirâtres comme du marc de café. Les règles supprimées depuis longtemps se montrent après trois douches. Un peu de mouvement se manifeste dans la jambe droite et la malade sort en avril, très-améliorée et va passer un mois à la campagne. Au mois de mai, lors de l'apparition des règles, douleurs extrêmement vives entre les deux épaules et en ceinture, et apparition brusque d'une paralysie des deux jambes. La marche devient très-difficile. Affaiblissement bien marqué de la sensibilité des deux membres inférieurs. La malade est traitée chez elle. Elle prend des bains, des pilules d'opium pendant plusieurs mois. Une grande amélioration se manifeste, la marche redevient posssible; mais, au mois d'août, au moment des règles, nouvelle paraplégie, mais beaucoup plus prononcée. La malade ne peut se soutenir sur ses jambes et tombe si elle n'est retenue. En septembre le ventre augmente beaucoup, les seins deviennent douloureux et sécrètent du lait. On croit à une grossesse. La paraplégie persiste et est accompagnée de paralysie du rectum et de la vessie. Elle entre en novembre à l'Hôtel-Dieu, à la salle Sainte-Anne, chez M. Horteloup. Elle présente tous les symptômes sur lesquels je viens d'insister et se plaint de plus de douleurs très-aiguës dans les reins. M. Horteloup pratique des cautérisations au fer rouge le long du rachis des deux côtés : frictions excitantes sur les jambes avec l'essence de térébenthine; bains alcalins; iodure de potassium; électrisation des deux jambes et des reins.

Au mois de janvier, M. Vigla prend le service.

État en janvier 1867. Paraplégie imcomplète. La malade dans le lit peut soulever ses jambes à une hauteur de 10 à 15 centimètres, mais ne peut se tenir debout; si elle l'essaie, elle vacille et doit être soutenue. Elle ne peut non plus rester assise sur une chaise, le corps se porte à droite ou à gauche. Le rectum est paralysé, mais non complétement. A la suite d'une constipation de douze à quatorze jours, apparaissaient des coliques. La malade était alors obligée de se présenter immédiatement à la garde-robe, les matières ne pouvaient en effet être retenues, ce qui indique une paralysie du sphincter anal. La vessie est également paralysée; la miction présente le même phénomène décrit plus haut. La sensation du besoin d'uriner est faible, mais si la malade ne le satisfait pas, les urines s'échappent. Les deux membres inférieurs présentent aussi une anesthésie incomplète. On observe la diminution de la sensibilité à la douleur, aux différentes températures et au chatouillement Les pieds sont complétement insensibles. Le parquet n'est pas senti et il semble à la malade qu'elle marche sur du velours. La marche, les yeux bandés, est complétement impossible. Les jambes sont froides, mais sans changement dans la coloration et dans la nutrition. Le pincement détermine des mouvements réflexes. En même temps, tremblements, secousses, douleurs le long du rachis, douleurs en ceinture. L'épaule gauche est hyperesthésiée; la conjonctive conserve sa sensibilité. Les odeurs sont également bien perçues, les aliments ont leur goût particulier. A l'exploration électrique, on trouve l'abolition de la sensation électro-musculaire et cutanée avec persistance de la contractilité électro-musculaire. La jambe droite est moins paralysée que la jambe gauche et peut être soulevée plus haut. Pas d'affection utérine; pas de syphilis. Comme traitement, on administra l'iodure de potassium à l'intérieur, en même temps que l'on enveloppait la malade deux fois par jour dans le drap mouillé.

En février, apparition des règles disparues depuis le mois d'août précédent. L'écoulement est assez abondant et dure quatre jours. Le traitement est alors repris et on y joint la faradisation cutanée et musculaire. Une amélioration manifeste se montre bientôt. L'affaiblissement diminue graduellement, et la malade peut se tenir debout beaucoup plus facilement.

Au commencement de mars, apparition d'une douleur extrêmement vive au genou gauche, ressemblant beaucoup à l'arthralgie hystérique décrite par Brodie. Injections sous-cutanées de sulfate d'atropine, et application de ouate laudanisée. Malgré ce traitement, la douleur persiste pendant tout le mois de mars.

En avril, l'anesthésie cutanée a disparu, les mouvements reparaissent avec assez de force, et la malade peut se lever et marcher. Les régles ne reparaissent pas. Cette amélioration persiste pendant les mois suivants. Le drap mouillé est toujours employé concurremment avec un traitement tonique.

Règles le 6 juillet. La malade demande sa sortie le 20 juillet.

État à la sortie : La marche est toujours un peu difficile. La progression ne s'effectue pas bien lorsque la malade vient de se lever; ce n'est qu'au bout de quelques minutes qu'elle devient un peu plus normale. Les pieds trainent un peu, et, lorsque cette femme veut monter un escalier, elle ne le peut que difficilement. La sensibilité au contact est revenue, ainsi que la perception de la température. Le chatouillement est senti partout, excepté sous la plante du pied gauche. Il y a toujours un peu de météorisme. L'écoulement du lait a disparu et est remplacé par un écoulement purement séreux.

L'état général est satisfaisant.

OBSERVATION IV.

(Recueillie dans le service de M. le professeur Vulpian, par M. de Lacrousille. — Autopsie par M. Prévost.)

Hystérie. — Paralysie incomplète des membres inférieurs. — Hyperalgésie. — Anesthésie.— Traitement par le nitrate d'argent sans résultat. — Mort par phthisie pulmonaire. — Autopsie. — Pas d'altération appréciable de la moelle ni des muscles.

Malgré l'étendue de cette observation, je crois devoir

la reproduire presque intégralement. On y trouvera, en effet, la relation d'une des rares autopsies de paralysie hystérique.

Jarleton (Marie), 27 ans; fille. Entrée le 7 avril 1864 à la Salpêtrière, morte le 21 février 1865.

Réglée à 16 ans; pas d'enfants. Père bien portant; mère morte hydropique. A 19 ans première attaque convulsive; sensation d'une boule remontant de l'utérus au cou. Perte de connaissance; mouvements désordonnés. Cette première attaque dure trois heures, au dire de la malade; depuis ce moment, attaques assez nombreuses, mais allant en diminuant dans leur fréquence. Prise dès la première attaque d'une toux particulière, se manifestant par quintes qui se succèdent, séparées seulement par une inspiration légèrement sifflante; cette toux est voilée et rauque. Depuis deux ans et demi, aphonie. A la même époque fièvre intermittente, et, à la suite, suppression des règles; six semaines après, cette fille reprend son service, et, un jour qu'elle frottait l'appartement de ses maîtres, les règles se montrent avec une abondance extrême.

L'hémorrhagie durait depuis quinze jours, lorsque la malade, sentant ses forces diminuer en même temps que se développaient de l'œdème des jambes, du gonflement du ventre et des vomissements opiniâtres, se décide à rentrer à l'Hôtel-Dieu. Quinze jours après, fourmillements dans le membre inférieur droit, bientôt suivis de l'abolition de la sensibilité et des mouvements. Successivement, et à quelques jours d'intervalle, la jambe gauche, le bras droit, le bras gauche, deviennent le siége de fourmillements; puis la sensibilité et la motilité s'y abolissent presque complétement au bout de trois semaines; le côté gauche de la face se paralyse également. Dans toutes les parties paralysées, l'abolition de la sensibilité était complète, puisque la malade ne sentait pas les effets de l'électrisation, et n'a commencé à les percevoir qu'au bout de trois mois et demi de faradisation, alors que les mouvements ont reparu faiblement dans le bras droit, puis dans le bras gauche. Quinze jours après, les mouvements, quoique très-affaiblis, se manifestent aussi dans les membres inférieurs. La paralysie avait été précédée d'une douleur assez vive de la colonne vertébrale, au niveau de la région lombaire. La pression détermine encore, en ce point, une douleur assez intense, et réveille les accès de toux. Les vomissements persistent, l'estomac ne supporte guère que les substances acides. Constipation opiniâtre.

Pendant tout le temps de la paralysie des membres, les règles ne viennent point; elles ne se montrent que lorsque la motilité reparaît. Le traitement institué à l'Hôtel-Dieu, fut le suivant : Ether, à l'intérieur; douches; électricité. Iodure de potassium, asa fœtida, belladone. Bains de valériane. Vésicatoires pansés avec la morphine.

Les bains et les douches ont paru avoir une influence plus favorable que les autres médications. Les membres auraient paru moins roides après ce traitement; de plus les accès auraient été moins fréquents et leur durée aurait été plus courte.

État actuel, le 7 avril 1864. — La malade ne peut marcher qu'avec des béquilles. Elle ne peut même se tenir debout sans être appuyée et soutenue. Lorsqu'elle marche, c'est en traînant les jambes qu'elle ne peut soulever.

Il y a donc affaiblissement très-marqué de la motilité dans les membres inférieurs. Cet affaiblissement est surtout manifeste à gauche.

La sensibilité est aussi fort diminuée. Le côté gauche surtout présente une anesthésie cutanée presque complète. La malade n'a pas la sensation du tact, et il y a insensibilité complète à la douleur. Les deux genoux sont le siége de douleurs vives. Le genou droit semble plus atteint que le gauche. Il aurait, au dire de la malade, présenté autrefois de la douleur. On traita par les vésicatoires et on aurait craint une tumeur blanche commençante. N'est-il pas plus probable qu'il y a eu là de ces douleurs arthralgiques si communes chez les hystériques?

Le membre supérieur droit est, quoique affaibli, manifestement plus fort que le membre supérieur gauche. La sensibilité y est beaucoup plus marquée aussi quoique considérablement émoussée.

Tube digestif. — Peu d'appétit. Vomissements fréquents se montrant aussitôt après le repas. Les aliments sont seuls rejetés. Pas de vomissements bilieux.

Appareil respiratoire. — Les poumons semblent sains quoique la malade soit reprise très-facilement de la toux déjà signalée. Il y aurait eu aussi quelques filets de sang dans les crachats.

Appareil circulatoire. — Pas de bruit de souffle au cœur. Battement normaux des artères.

Appareil génito-urinaire.—Miction involontaire alors que la paralysie des membres était complète. Maintenant les urines sont retenues facilement.

Les régles sont toujours très-irrégulières.

Système nerveux. — Douleur vive au-dessous du mamelon gauche, ainsi qu'à la colonne vertébrale où la pression est extrêmement douloureuse. Ce sont de véritables points névralgiques.

Organes des sens. — La sensibilité de la conjonctive gauche paraît fort émoussée, ainsi que celle de la pituitaire du même côté. Il en est de même du sens de l'ouïe.

Du 11 avril au 1er juin, on donne chaque jour deux pilules de nitrate d'argent. Les vomissements se montrent très-fréquemment. Le traitement institué pour y remédier reste sans effet.

7 juin. La malade présente de nouveau des accès de fièvre intermittente revenant tous les trois jours avec les trois stades bien caractérisés.

On percute la rate, mais alors on provoque l'apparition de quintes d'une toux hystérique qui se manifeste toutes les fois qu'on percute les côtes au niveau desquelles se font les insertions diaphragmatiques.

Le sulfate de quinine fut administré. Il amena une prompte modification dans l'intensité et le retour des accès; mais, lorsqu'on le suspendait quelques jours, la fièvre reparaissait. On le cessa complétement pendant quelque temps, et lorsqu'on le donna de nouveau, son action fut plus efficace et amena la cessation complète de la fièvre.

Cependant les vomissements persistaient. On tenta de les combattre par les douches froides. Les premiers jours, on parut en retirer quelque avantage, mais les vomissements se montrèrent avec une nouvelle intensité, ils ne cessaient que lorsque la malade prenait certains aliments, pommes de terre à l'huile, salade.

22 août. La médication par les pilules de nitrate d'argent est reprise.

15 septembre. Crise hystérique, la première depuis l'entrée de la malade à l'infirmerie.

23 .... Crise nouvelle. Début par une toux caractéristique, sèche, se répétant un grand nombre de fois. Cris, plaintes. Pendant l'accès de toux, la face est violacée, surtout aux lèvres et aux ailes du nez. En même temps, mouvements de projection très-violents de la moitié du tronc alternativement en avant et en arrière (spasme cynique). Les battements du cœur sont très-précipités, tumultueux, le pouls, filiforme, est difficile à percevoir. Pendant 10 minutes, six accès de cette toux. La malade ne perd pas connaissance, elle comprend ce qu'on lui dit, mais ne peut pas parler. Sensibilité très-diminuée dans les parties paralysées, face et membres. Pupilles très-

dilatées. Les attaques hystériques et les vomissements persistent jusque vers la fin de novembre.

14 décembre. Pas de vomissements depuis 18 jours, époque de la dernière crise. Maintenant la pression au niveau des dernières côtes du côté gauche ne détermine plus ces quintes de toux si fatigantes pour le malade. L'état est assez bon, si ce n'est que la toux augmente. Symptômes de tuberculisation pulmonaire.

18 janvier. Signes physiques de caverne à droite. Peu de mouvements des membres inférieurs. Sensibilité obtuse à droite, abolie presque complétement à gauche. Hypophosphite de soude en potion.

La phthisie pulmonaire fait de rapides progrès, et malgré le traitement dirigé contre cette complication, la malade meurt le 21 février 1865.

Autopsie, 22 février. — *Cavité crânienne* : Cerveau, 1,340 gr. Un peu adhérent à certaines parties de sa base par quelques petits tractus fibrineux assez résistants. Néomembranes de la dure-mère peu étendues, très-molles, tachées de sang par places et siégeant à gauche au niveau de la partie externe du lobe postérieur. Pas d'athéromes des artères. Cerveau sain.

Moelle. — Pas de lésion appréciable à l'œil nu, cependant la substance des colonnes antérieures paraît un peu grenue sur la coupe, surtout auprès du sillon médian antérieur. — La moelle fut mise dans l'acide chromique. — Le 30 mars on examine des coupes surtout au-dessus du renflement dorso-lombaire et dans ce renflement. Il n'y a évidemment aucune lésion. Pas d'atrophie des cordons dont les éléments sont tout à fait sains. Cellules en état parfait de conservation.

Les cornes postérieures sont un peu moins distinctes que les antérieures ; mais n'est-ce pas normal? Les racines postérieures de ces régions examinées à l'œil nu et au microscope sont tout à fait saines. Les fibres nerveuses ont leur diamètre normal.

On n'a rien trouvé dans les cornes antérieures qu'on a prises à l'état frais et examinées, incomplétement il est vrai, au microscope.

Cavité thoracique. — Tubercules miliaires et cavernes à gauche.

A droite, cavernes au sommet, tubercules moins nombreux dans le reste du poumon qu'à gauche.

Ganglions bronchiques remplis de matière tuberculeuse. — Cœur : tissu pâle, mais sain. — Foie, 2,100 grammes. Pas de calculs dans la vésicule biliaire qui est remplie d'une bile vert noirâtre, foie très-gras. — Mésentère : nombreux tubercules miliaires. — Intestin : taches noirâtres à la surface correspondant à des ulcérations tuberculeuses parallèles aux valvules conniventes. — Reins sains. — Rate, 220 gr. Congestion. — Hypertrophie simple. — Estomac sain. — Utérus et annexes, sans altération. — Aorte thoracique et abdominale saine.

Muscles gastrocnémiens : jaunes, d'apparence graisseuse; à droite ils ont une teinte feuille-morte très-prononcée, frappante surtout lorsqu'on la compare avec les muscles de la région jambière antérieure ou avec ceux de la cuisse.

Micrographie. — Les cellules du foie sont remplies de graisse et et à un degré tel qu'elles sont pour la plupart méconnaissables, étant remplacées par des cellules adipeuses.

Reins, quelques tubes sont gras et remplis de granulations.

Examinés au microscope, ils présentent quelques granulations, mais peu abondantes.

OBSERVATION V.

(Due à l'obligeance de M. le Dr Gouguenheim, alors interne de M. Bouley.)

Paraplégie. — Paralysie de la vessie. — Anesthésie du bras gauche et des membres inférieurs. — Amélioration.

X..., âgée de 18 ans, fille, entrée en juin 1865, à l'hôpital Necker, salle Sainte-Eulalie.

Attaques d'hystérie très-fréquentes. Paraplégie complète depuis quinze jours. Perte absolue de la sensibilité et du mouvement. Paralysie concomitante de la vessie amenant une rétention d'urine, pour laquelle on dut pratiquer le cathétérisme deux fois par jour. — Constipation opiniâtre. — Au moment des attaques d'hystérie, convulsions violentes de tous les membres, même des inférieurs, que l'on retrouvait paralysés lors de la cessation de l'accès. — Pendant fort longtemps, peut-être deux ou trois mois, la malade eut des vomissements incoercibles chaque fois qu'elle venait de manger. Ces vomissements restaient du reste sans grande action sur l'économie. Il n'y avait pas d'amaigrissement. L'innocuité relative de ces vomissements a déjà été signalée par Pomme. — Le bras gauche était anesthésié, la motilité y était intacte. M. Bouley fit sur la sensibilité les expériences suivantes. — Après avoir eu soin de bander les yeux de la malade, il imprimait des mouvements au bras, à l'avant-bras et aux membres inférieurs. La malade n'en avait nulle conscience, rapportait la sensation de ces mouvements à l'articulation du membre avec le tronc. Dans le cours du traitement, alors que la sensibilité reparaissait, la malade pensait que les mouvements avaient lieu dans une articulation moins éloignée, au coude par exemple; mais avant ce moment les mouvements de flexion et d'extension les plus forcés n'étaient pas ressentis. La position donnée aux membres était méconnue et n'était indiquée que si le hasard mettait un de ces membres en contact avec une partie quelconque de la peau restée sensible.

Une autre expérience fort curieuse fut la suivante. Les yeux étant toujours fermés, si l'on plaçait différents objets dans la main de la malade et qu'on la priât de les serrer, elle ne reconnaissait pas la forme de ces objets, mais savait parfaitement s'ils étaient lourds ou légers. — Cette sensation était produite par la contraction musculaire provoquée par le poids de l'objet. Il n'y avait donc pas paralysie du sens musculaire.

Certaines places du tronc étaient moins sensibles que d'autres, le côté gauche surtout. — C'est à droite et à la jambe que le mouvement commença à reparaître. Lorsque M. Gouguenheim quitta le service, à la fin de l'année, la malade n'était guérie que du côté droit. La rétention d'urine avait également cédé, mais la jambe gauche était toujours paralysée. De plus l'anesthésie persistait aux deux jambes, ainsi qu'au bras gauche.

Le traitement ne consista que dans l'hydrothérapie et l'administration des toniques.

OBSERVATION VI.

(Communiquée par M. Bousseau, interne de M. Fauvel.)

Paraplégie. — Anesthésie des membres inférieurs. — Diminution de la contractilité électro-musculaire. — Traitement par le phosphure de zinc. — Guérison.

N. M....., 17 ans; fille, teinturière. Antécédents de famille: grand'mère hystérique. Sa mère n'aurait eu que deux attaques de nerfs. La jeune malade fut réglée à 12 ans, et n'a jamais eu qu'une interruption de trois mois à l'âge de 14 ans. Leucorrhée légère de temps en temps; cependant elle augmente depuis l'arrivée de la malade à Paris, à 16 ans. Depuis ce moment aussi les règles paraissent deux fois par mois. Une première attaque de nerfs, à 14 ans à la suite d'une vive contrariété, perte de connaissance pendant deux heures. Deuxième attaque, huit mois plus tard. Nouvel accès avant l'arrivée à Paris, et depuis le séjour dans cette ville deux nouvelles attaques. Sa profession de teinturière l'obligeait à se mettre fréquemment les jambes dans l'eau. Elle avait alors quelque douleurs passagères dans les jambes. Il y a deux mois, attaque de nerfs de trois quarts d'heure à la suite d'une contrariété. Le lendemain, douze heures après l'attaque, elle se laisse tout à coup tomber sur une chaise et perd l'usage de ses membres inférieurs, sans secousse, sans douleurs et avec pleine connaissance. On est obligé de la porter chez elle et le lendemain on l'amène à l'Hôtel-Dieu.

Etat actuel, 10 février 1868. — La station debout est complétement impossible. Ses jambes ne la soutiennent pas. Aussitôt qu'on l'abandonne à elle-même, elle tremble, chancelle et tombe. Anesthésie complète de la peau des membres inférieurs, non-seulement analgésie, mais anesthésie du tact, et cela jusqu'aux genoux. Le chatouillement de la plante des pieds n'est pas ressenti. Au-dessus des genoux, l'anesthésie commence à disparaître; mais la sensibilité est encore bien amoindrie et revient graduellement à mesure qu'on se rapproche du tronc.

D'autres points du corps sont également anesthésiés, mais à un degré moindre aux bras et au tronc. La titillation de la luette ne provoque pas les vomissements. La contractilité est à peu près nulle spontanément. La malade ne peut soulever ses jambes, à peine peut-elle les rapprocher l'une de l'autre.

On observait en outre une coloration bleuâtre de la peau des jambes, avec refroidissement assez considérable. La contractilité électro-musculaire est très-diminuée. En employant le maximum d'intensité de l'appareil Richebourg, on n'obtient que des contractions très-faibles. Le passage du courant n'est pas perçu aux jambes, peu aux cuisses et aux bras.

Trois jours après l'entrée de la malade, pointes de feu de chaque côté du rachis. Changement nul. Dix jours plus tard, on donne des pilules de phosphure de zinc de 0,004 millim., deux par jour. Au bout de quatre à cinq jours, l'amélioration étant peu considérable, on porte la dose des pilules à 3, puis 4 par jour.

Ce traitement, auquel on associe l'usage des toniques, est continué pendant tout le mois de mars.

25 mars. Un peu d'amélioration. La malade commence à se traîner en s'appuyant sur une chaise, mais elle ne peut encore se tenir debout sans trembler sur ses jambes; elle commence cependant à ployer mieux le genou. La sensibilité reparaît un peu à la jambe droite. La sensibilité électro-musculaire n'est pas meilleure. La contractilité ne paraît pas non plus beaucoup augmentée.

Le 28. — Douleurs fugitives dans la jambe droite. La sensibilité y augmente les jours suivants.

1er avril. — La marche s'opère mieux, quoiqu'il faille encore soutenir la malade.

Depuis cette époque, le traitement par le phosphure de zinc a été continué. J'ai appris dernièrement que la marche sans soutien était devenue possible. La malade guérira donc presque sûrement.

OBSERVATION VII.

(Personnelle.)

Paraplégie du mouvement et de la sensibilité. — Anesthésie musculaire. — Hématémèses journalières. — Inutilité de tous les traitements. — Aggravation.

J. V., née à Gand, 21 ans, entrée à l'Hôtel-Dieu le 14 décembre 1865.

Antécédents de famille : Père mort à 45 ans, peut-être d'une maladie de la moelle épinière. Mère bien portante, n'ayant jamais eu d'attaques d'hystérie, mais d'un caractère difficile et impressionnable, et affectée souvent de gastralgie. Frère atteint probablement d'aliénation mentale.

Antécédents de la malade : Dans l'enfance tempérament lymphatique; elle n'eut cependant jamais d'ophthalmie ni d'éruption scrofuleuse. Elle fut soumise à l'usage du sirop antiscorbutique et de l'huile de foie de morue. — A 12 ans, apparition d'un mal de Pott, à ce que dit la malade. Elle fut étendue pendant toute une année, chaque jour 2 heures, dans la gouttière de Bonnet. Pas d'abcès consécutifs. Guérison. Il ne reste qu'une légère claudication du côté gauche. Réglée à 14 ans, en grande abondance et régulièrement. La santé est bonne jusqu'à l'âge de 17 à 18 ans; mais alors fièvre typhoïde et chagrins violents. La fièvre typhoïde dure un mois et demi; elle est grave et la convalescence est très-longue. Cependant notre jeune malade peut se rétablir. Pendant la convalescence, et pour la consolider, voyages aux Eaux-Bonnes, à Néris et en Allemagne. La marche s'exécute toujours bien. — Depuis la fièvre typhoïde, les règles ont disparu; elle ne se montrent qu'une fois dans le courant de cette année.

Histoire de la maladie : Cette jeune fille appartenait à une bonne famille. A la suite de circonstances diverses et de chagrins intenses, elle fut prise, à son retour à Paris, d'une attaque très-violente. Elle perdit connaissance. L'accès, pendant lequel se manifestent des mouvements désordonnés, dure une heure, et ne laisse à sa suite qu'un peu de courbature. — Séjour pendant deux mois chez une parente. Dans cet espace de temps pas d'attaques, mais la malade mange peu, elle s'affaiblit, les jambes perdent de leur force et quelquefois elles fléchissent.

A Noisy-le-Sec, où elle est envoyée comme directrice de poste, elle reste un an; sa santé est toujours mauvaise. Des vomissements avaient apparu après la première attaque; ils se sont renouvelés presque tous les jours et persistent encore. Grande faiblesse des jambes. Dans le courant de cette année 1864, la malade passe un mois chez M. Horteloup pour y suivre un traitement contre les vomissements. Électrisation du creux épigastrique, vessie de glace sur la région de l'estomac, potion avec l'acide chlorhydrique. Pendant ce laps de temps, 3 fortes attaques hystériques sans perte de connaissance complète. Ces attaques ne laissent aucune trace, et la malade sort peu améliorée au bout d'un mois. Les vomissements persistaient et étaient même teintés d'un peu de sang. — Envoyée pendant un mois en convalescence au Vésinet; on lui applique là 4 vésicatoires successivement au creux de l'estomac. Les vomissements s'arrêtent pendant huit jours, mais reparaissent bientôt. De retour à Noisy, elle reprend ses occupations pendant cinq à six semaines, mais au bout de ce temps, à la place des vomissements alimentaires qui se montraient tous les jours, paraît une hématémèse très-abondante, qui laisse à sa suite du frisson et une grande faiblesse. A partir de ce moment, la malade ne peut prendre aucune substance sans la vomir. Quinze jours après, vers le milieu de mai, réapparition des attaques hystériques revenant tous les deux jours, la nuit ou le jour; elles sont extrêmement violentes, durent de 3 à 4 heures, et sont accompagnées d'hématémèses très-abondantes. Comme traitement: bains de Barèges, sirop d'éther, perchlorure de fer en potion. Ces attaques persistent jusqu'au mois de novembre, et comme elles reparaissent tous les deux jours à la même heure, on essaie le sulfate de quinine. Les attaques se montrent cependant, mais moins fortes et d'une durée plus courte. Les hématémèses n'ont pas disparu, mais elles sont moins abondantes. Les membres inférieurs ont conservé leur force, la malade peut les remuer très-facilement.

25 novembre 1864. Rentrée à l'Hôtel-Dieu chez M. Horteloup. Potions au seigle ergoté, au perchlorure de fer, sulfate de quinine. Les vomissements de sang deviennent moins abondants et restent quelquefois deux ou trois jours sans se montrer. — Vers la fin de décembre les attaques disparaissent. A ce moment toute la surface cutanée est anesthésiée. M. Horteloup fait pratiquer la faradisation, qui reste sans effet bien apparent.

Pendant l'année 1865, l'état reste stationnaire; la faiblesse se montre dans les jambes ; elle augmente bientôt au point qu'elles ne peuvent supporter le poids de la malade. La paraplégie n'est cependant pas complète, les mouvements s'effectuent bien lorsque la malade est couchée. Les hématémèses persistent malgré une alimentation forcée, l'emploi des douches, du perchlorure de fer et de la liqueur de Boudin.

En octobre 1865, la salle est évacuée à cause du choléra, et cette jeune femme est transférée à la Charité, service de M. Bouillaud. La malade prétend qu'on ne l'y traite que pour une hémoptysie; aussi, quoique M. Horteloup fût chargé du service des cholériques, elle demande à rentrer dans ses salles.

Au bout de quinze jours, le traitement institué précédemment fut repris. On y adjoignit la teinture d'iode à l'intérieur et les pilules de viande. Les vomissements étaient à ce moment très-fréquents, et les membres inférieurs étaient de plus en plus paralysés.

En 1866, ce traitement fut continué, mais sans amener de changement. On pratiqua plusieurs fois la faradisation du creux de l'estomac, mais on dut la suspendre. Pendant une séance, la malade avait eu une hématémèse extrêmement abondante.

En 1867, lorsque mon chef de service, M. Vigla, prit le service, nous trouvâmes cette jeune fille couchée au n° 1 de la salle Sainte-Anne.

Examen de la malade. — Jeune femme blonde à tempérament lymphatique. Les deux membres inférieurs sont paralysés non-seulement de la motilité, mais encore de la sensibilité. On peut traverser avec une épingle un pli fait à la peau sans que la malade en ait conscience. Le chatouillement, les différentes températures ne sont pas perçues. Les membres sont reployés vers le tronc, la malade est comme pelotonnée sur elle-même, mais si on cherche à les étendre, on remarque qu'il n'y a pas de contracture, que les deux jambes peuvent être amenées à la position horizontale; c'est une habitude qu'a prise la malade. La motilité n'a pas complétement disparu. Quelques légers mouvements sont encore possibles, mais la station debout est complétement impossible. On constate en outre de l'anesthésie musculaire. C'est en effet chez cette jeune malade que j'ai extrait au moyen du crochet quelques fibrilles musculaires que mon ami, le Dr Damaschino, a bien voulu examiner au microscope. Cette petite opération fut complétement indolore et si la malade n'avait regardé, elle ne s'en serait pas aperçue. J'ai déjà noté dans le cours de mon travail qu'on ne constate d'autre altération qu'une légère anémie de la fibre musculaire. Il n'y a pas de paralysie de la vessie, mais la constipation est opiniâtre. Les membres supérieurs sont sains ; la peau n'y est pas anesthésiée, les mouvements se font bien. On ne constate pas non plus d'anesthésie des organes des sens. A l'examen, au moyen de l'appareil Breton, on constate que la sensibilité et la contractilité électro-musculaires sont affaiblies.

Malgré tous les traitements qui furent institués dans le courant de cette année 1867, tels que l'électrisation, l'hydrothérapie, les potions diverses dirigées tant contre les hématémèses que contre la paralysie, on ne gagna rien. Bien plus, à la fin de l'année, lorsque je quitte le service, le bras droit commence à se paralyser légèrement, les mouvements y sont difficiles. Les hématémèses persistent toujours, elles se montrent avec une persévérance désolante et empêchent certainement la constitution de s'améliorer. Aussi désespérant de la guérison, M. Vigla demande que la jeune malade soit transportée à la Salpêtrière.

Peut-être pourrait-on m'objecter qu'en raison des antécédents de famille et du mal de Pott qui a paru pendant l'enfance, la paraplégie n'est pas de nature hystérique. Mais à cela je répondrai qu'outre la paralysie, on observe d'autres symptômes particulièrement notés dans l'hystérie, tels que les vomissements alimentaires et les hématemèses et que de plus la marche s'effectuait parfaitement bien jusqu'au moment où, à la suite des attaques, les jambes devinrent plus faibles.

OBSERVATION VIII.

(Personnelle.)

Paraplégie. — Paralysie du rectum et de la vessie. — Tympanite.

J'ai pris l'histoire de cette malade à l'hôpital Saint-Louis, dans le service de M. Guibout dont M. Lediberder était l'interne. Malheureusement l'observation ne put être poursuivie. La malade quitta l'hôpital au bout de peu de temps.

H. V., 29 ans. Lingère. Entrée le 1er mai 1867.

Antécédents. — Bons antécédents de famille. Quant à elle, mauvaise santé habituelle dans l'enfance. Ganglions hypertrophiés autour du cou. Blépharite et conjonctivite scrofuleuses. Les règles parurent pour la première fois à l'âge de 15 ans, puis interruption pendant six mois ; elles se montrent alors de nouveau, mais très-irrégulièrement. Vers l'âge de 16 ans et sans cause connue, première attaque d'hystérie très-violente et suivie d'autres accès nombreux revenant à peu près tous les quinze jours. Elle se marie à 19 ans et demi. Une attaque survient trois jours après le mariage qui, loin d'enrayer la marche de la névrose, semble augmenter son intensité. En effet, maintenant les accès paraissent toutes les semaines et continuent même pendant la grossesse qui survient immédiatement. Il y aurait eu, au dire de la malade, des attaques ressemblant beaucoup à l'éclampsie, pendant l'accouchement qui fut suivi de péritonite. Les accès disparaissent pendant six semaines, mais se montrent de nouveau lors du retour des couches. La malade eut cinq enfants en huit ans et demi. Les attaques ne diminuent pas, elles deviennent au contraire plus fréquentes.

Depuis trois ou quatre mois, grande faiblesse dans les jambes; cette faiblesse va en augmentant. La malade ne s'en occupa du reste pas, mais comme elle désire être traitée d'une perte utérine datant de 3 mois, elle entre à l'hôpital et c'est là qu'on remarque cette paraplégie.

Etat actuel. — La malade est blonde, lymphatique, peu développée, à membres grêles. Les membres supérieurs ne sont pas atteints. Les membres inférieurs sont paralysés. Cette femme ne peut marcher seule, on est obligé de la soutenir sous les bras et encore ses pieds traînent-ils par terre. Couchée, la malade peut faire exécuter des mouvements assez étendus à ses jambes; celles-ci présentent une différence de température très-notable avec les autres parties du corps. La sensibilité est obtuse, la piqûre d'épingle ne détermine qu'une très-légère douleur aux membres inférieurs. Pas d'anesthésie du tronc ni des membres supérieurs. Rien du côté des organes des sens. Pas d'aphonie. Du côté des organes de la digestion, tympanite, constipation, quelquefois incontinence des matières fécales. On constate également de l'incontinence d'urine. A la suite de la perte utérine, la malade est examinée au spéculum. On trouve alors sur la lèvre postérieure du col une tumeur peu volumineuse, à surface granuleuse, pâle, large comme une pièce de 50 centimes. Cette tumeur est ronde. M. Guibout incline à croire que c'est peut-être là une ulcération syphilitique primitive en voie de cicatrisation.

Traitement. — Pilules de valériane. Douches ascendantes vaginale et rectale. Douches en lame et en pluie. Purgations et vomitifs.

Malheureusement la malade quitte bientôt l'hôpital, aussi l'observation est-elle très-incomplète.

Malgré les accidents syphilitiques qu'à présentés la malade, je ne crois pas que la paraplégie reconnaisse la syphilis pour cause. La tumeur signalée à l'utérus était, en effet, due à une ulcération primitive. D'autre part, l'hystérie et les nombreuses attaques suffisent, et amplement, à expliquer la paralysie.

OBSERVATION IX.

(Due au Dr Gouguenheim, interne de M. Bouley.)

Hémiplégie droite. — Attaques fréquentes. — Pas de paralysie faciale. — Anesthésie du côté droit. — Aphonie. — Guérison de la paralysie de la motilité. — Persistance de la paralysie de la sensibilité.

X..., âgée de 25 ans; hôpital Necker, salle Sainte-Eulalie, 23. Attaques d'hystérie très-fréquentes depuis longtemps; menstruation normale. La malade fut atteinte brusquement et sans perte de connaissance d'hémiplégie droite, La face ne fut pas paralysée. Dans le cours de son séjour à l'hôpital, cette femme a présenté par moments une aphonie complète durant parfois jusqu'à deux ou trois jours et dont la moindre a duré vingt-quatre heures. Cette aphonie survenait après les attaques. M. Bouley se demandait si cette aphonie était purement accidentelle ou si elle se manifestait à cause du côté de l'hémiplégie développée à droite. On connaît en effet les relations qui existent entre les lésions du côté gauche de l'encéphale et les troubles de la parole.

La perte du mouvement est absolue. Anesthésie complète à la jambe, incomplète au bras. Fonctions organiques intactes. Traitement tonique et hydrothérapie. Le bras a repris le premier du mouvement au bout de deux mois, la motilité ne reparaît un peu dans la jambe qu'après six mois, et progressivement. La sensibilité seule est très-longue à reparaître, tellement qu'au départ de la malade au bout de huit mois, l'anesthésie est à peine modifiée. L'exploration de la sensibilité lorsque les mouvements eurent reparu et après qu'on eut eu le soin de bander les yeux fut pratiquée par M. Bouley; elle donna les résultats déjà constatés dans la note précédente de M. le Dr Gouguenheim. Inconscience des mouvements passifs rapportés à une articulatiou plus voisine du tronc que celle à laquelle on imprimait des mouvements de flexion ou d'extension. Anesthésie cutanée coïncidant avec la persistance du sens musculaire. Ainsi les corps n'étaient pas reconnus dans leurs formes, mais leur poids était apprécié assez exactement.

Cette femme sortit de l'hôpital au bout de huit mois. La paralysie avait disparu. Les mouvemements étaient faciles, mais l'anesthésie persistait toujours. Depuis, la malade a été perdue de vue.

OBSERVATION X.

(M. Bruté, interne de M. Moissenet.)

Hémiplégie survenue subitement du côté gauche. — Pas de paralysie faciale. — Amélioration. — Encore en traitement.

Ch. J..., 30 ans, blanchisseuse, bonne constitution. Pas de maladie grave; elle aurait eu, étant jeune, des attaques d'hystérie, mais qui n'ont plus paru depuis dix ans, dit-elle. Elle est cependant d'un caractère très-impressionnable, pleure facilement et a souvent une sensation de strangulation. Pas de syphilis, pas de douleurs rhumatismales, ni chez elle, ni chez ses ascendants.

Elle entre à l'Hôtel-Dieu le 22 mars 1868. Deux mois auparavant, cette malade fut prise brusquement le soir après son repas et en dehors du temps de ses règles de maux de cœur, nausées, vomissements. Elle se couche dans l'espérance que ce malaise se dissipera, et lorsqu'au bout de quelques heures elle veut se lever, elle reconnaît que tout le côté gauche de son corps est paralysé. Elle est transportée à la Charité; elle y reste trois semaines, est traitée par l'électricité et sort au bout de ce temps ne pouvant se servir ni de son bras, ni de sa jambe.

Elle entre à l'Hôtel-Dieu. L'hémiplégie est incomplète. Pas de paralysie faciale, pas de céphalalgie ni de douleurs en ceinture; les organes des sens ne présentent pas d'anesthésie. La marche est possible quoique très-difficile, le bras gauche est à demi fléchi, légèrement contracturé ainsi que les doigts et la main. Les mouvements y sont impossibles, la sensibilité est conservée du côté paralysé. Pas de paralysie de la vessie, ni du rectum. Pas de douleurs rachidiennes; l'état général reste excellent. Traitement tonique et bains sulfureux. Depuis trois semaines surviennent de temps en temps dans les membres paralysés des douleurs lancinantes. On sait que cela arrive assez souvent dans les membres qui doivent bientôt reprendre leurs fonctions. En effet la marche devient, au bout de peu de temps, facile. La malade ne traîne plus la jambe, ou bien cela n'arrive que lorsqu'elle est fortement émue. Les mouvements ne reparaissent pas dans le bras gauche; la malade est du reste encore en traitement.

OBSERVATION XI.

(Note de M. Bruté, interne de M. Moissenet.)

Hémiplégie droite subite. — Pas d'attaques hystériques. — Guerison.

C. J..., 29 ans, sans profession. Réglée à 14 ans, toujours régulièrement, mariée à 25 ans. Grossesse après trois ans de mariage. Accouchement il y a six mois. Jamais d'attaques hystériques, mais caractère très-impressionnable; pas de clou hystérique. Il y a sept ans, paralysie des membres supérieurs et inférieurs droits que la malade attribue à un refroidissement. Elle fut alors soignée à la Charité. Bains sulfureux, injections hypodermiques de strychnine. Sortie améliorée, traînant encore la jambe et conservant peu de force dans le bras. Elle reprend cependant ses occupations. Mais un matin la paralysie reparaît subitement au moment où cette femme se levait; elle occupe le même côté. La malade est transportée à l'Hôtel-Dieu. Au bout de peu de temps les mouvements reparaissent, tellement qu'elle peut manger avec sa main droite et monter les escaliers. Un peu d'hyperesthésie du côté paralysé. La piqûre d'une épingle y est plus sensible ainsi que la sensation de froid; hoquets très-fréquents. Les digestions sont régulières et l'état général excellent. Jamais de douleurs articulaires, de syphilis ou de chorée.

OBSERVATION XII.

(Personnelle).

Hémiplégie droite du mouvement et de la sensibilité. — Pas de paralysie faciale. — Enveloppement dans le drap mouillé. — Guérison.

L. V..., 32 ans, coloriste. Entrée à l'Hôtel-Dieu, salle Ste-Anne, le 10 avril 1867.

Bons antécédents. Pas de maladie dans l'enfance, si ce n'est une varioloïde bénigne à l'âge de 3 ans et demi. Réglée à 13 ans. Bonne santé jusqu'à 20 ans; à cette époque remontent les premiers malaises. Il n'y a alors que de la faiblesse en travaillant, quelques défaillances, pas de perte complète de connaissance ni de mouvements convulsifs; ces petites crises duraient à peu près deux minutes et n'étaient pas suivies de stupeur. Ces accidents persistèrent ainsi pendant deux ans, revenant tous les trois ou quatre mois. De 22 à 30 ans, bonne santé. Il y a deux ans, cette femme soignait sa mère gravement malade et qui mourut; elle se trouva là avec son beau-frère atteint d'épilepsie et dont les attaques fréquentes l'effrayaient beaucoup. A la suite de ces frayeurs et de ces fatigues, nouvelles faiblesses ressemblant à celles qui s'étaient montrées il y a dix ans. Pas de boule hystérique, mais changement dans le caractère qui devient triste et morose. La malade est agacée et difficile. Les mêmes accidents persistent jusqu'à l'été dernier. A ce moment, au dire des parents, il y avait déjà un peu de paralysie, la jambe droite traînait pendant la marche, la malade prétend au contraire qu'elle était seulement un peu faible, mais qu'elle marchait parfaitement bien. Légers étourdissements déterminant même quelquefois des chutes, mais pas de convulsions. Au commencement de mars, le bras droit devient plus faible. Elle reste chez elle pendant quelque temps sans suivre de traitement et entre à l'hôpital le 10 avril.

Etat actuel. — Femme lymphatique. Hémiplégie incomplète du côté droit. La jambe traîne beaucoup pendant la marche, le bras ne peut exécuter que quelques petits mouvements très-restreints. Anesthésie du côté droit, pas de paralysie des organes des sens, pas de rétention d'urine ni de constipation très-marquée. Contractilité électro-musculaire conservée avec absence de la sensibilité, pas de paralysie faciale.

Traitement. — Enveloppement deux fois par jour dans le drap mouillé et régime tonique.

Les accidents diminuent peu à peu d'intensité. La marche devient bientôt facile, les mouvements du bras s'exécutent bien et la malade sort guerie de l'hôpital le 18 mai.

OBSERVATION XIII.

(Due à M. Bourneville. Donnée par M. Delasiauve.)

Hystéro-épilepsie. — Hémiplégie droite incomplète.

Mart... (Eulalie), 29 ans, entre à la Salpêtrière, service de M. Delasiauve, le 9 janvier 1866.

Convulsions dans l'enfance; pas de scrofules. Réglée facilement et régulièrement à 11 ans. Le premier accès aurait débuté à 20 ans, à la suite d'un violent chagrin. Jusqu'à 25 ans les accidents convulsifs restent nocturnes. Durant cette période, ils se caractérisaient de la façon suivante : Constriction des mâchoires, gène épigastrique, roideur des membres du côté droit. Environ une minute après, chute, perte de connaissance, convulsions, écume à la bouche, morsures de la langue. Point d'évacuations involontaires; assoupissement à la suite.

Depuis près de cinq ans, ces sortes d'accès sont devenus moins communs et surviennent en particulier, avant ou à la fin des règles. Souvent on observe des accidents qui se rapprochent davantage de l'hystérie : impatience, mobilité de caractère, voilà pour les prodromes, puis engourdissement de la moitié droite de la face, de la moitié correspondante du cou et du bras. Lorsque cette sensation a gagné les doigts, la malade tombe sur le côté droit qui se convulse. Toujours elle a le temps de se préserver, et maintes fois il n'y a pas perte de connaissance.

Une troisième forme d'accès est typique de l'épilepsie; début brusque, convulsions violentes. En résumé, la maladie revêt chez Mart... trois aspects différents.

Comme particularité remarquable, elle présente un affaiblissement paralytique d'une moitié du corps, affaiblissement permanent, il est vrai, mais qui s'accentue au moment des crises. Dans l'intervalle, le bras et la jambe à droite sont plus faibles que du côté opposé ; enfin vers la face, la malade déclare avoir un peu de gêne dans les mouvements.

OBSERVATION XIV.

(Service de M. Tardieu ; recueillie par M. Calmettes, interne des Hôpitaux.)

Hystérie, mais peut-être épilepsie symptomatique d'une tumeur crânienne. — Paralysie du bras droit. — Anesthésie incomplète du côté droit. — Anesthesie de la conjonctive.

Marie F..., âgée de 27 ans, lingère, entre, le 25 février 1868, dans le service de M. Tardieu, à l'Hôtel-Dieu.

Ses antécédents sont très-bons, elle n'a jamais eu de maladie grave, ni de rhumatismes, ne tousse pas habituellement, et personne dans sa famille n'est sujet aux attaques de nerfs, il n'y a pas non plus d'antécédents de névroses, ni de maladies mentales.

Elle est réglée régulièrement depuis l'âge de 17 ans ; elle raconte qu'il y a un an elle a eu une violente attaque de nerfs avec perte de connaissance, attaque dont elle ne peut définir la nature.

Depuis ce temps, il lui est resté une susceptibilité très-grande, elle s'effraye pour la moindre chose, a des envies de pleurer sans motifs, et de plus, les attaques sont revenues à intervalles de plus en plus rapprochés, tous les mois d'abord, puis tous les quinze jours.

Actuellement les attaques reviennent tous les deux jours, sont plus ou moins fortes, et dans toutes, son bras droit est agité de mouvements convulsifs violents. De temps à autre elle ressent une sorte de constriction au niveau du larynx, mais elle n'a jamais eu de boule hystérique bien nette. Elle éprouve de la céphalalgie générale, mais on ne constate pas le clou hystérique; elle prétend, en outre, s'être mordue la langue dans les attaques, mais on n'y voit pas de cicatrices.

Ces attaques s'accompagnent toujours de perte de connaissance, durent un temps que la malade ne peut fixer, viennent sans motif bien déterminé, plutôt à l'époque de ses règles qu'à d'autres moments; elle sent un peu à l'avance que les attaques doivent venir, car elle éprouve des fourmillements ou des douleurs dans le bras droit.

Il y a cinq mois environ, la malade a remarqué, qu'après une attaque plus violente que les autres, son bras droit avait perdu de sa force, et que petit à petit cette faiblesse avait augmenté à un point tel, que son usage est maintenant presque entièrement annihilé. A l'aspect de son membre, et aux mouvements qu'elle lui fait subir, on ne se douterait pas de cet état, mais dès qu'elle tient un corps, même léger, elle le laisse tomber; aussi éprouve-t-elle une certaine difficulté à prendre ses aliments et à manger. Quand on dit à la malade de serrer la main qu'on lui présente, on remarque que la force musculaire est diminuée à droite, mais que néanmoins la différence n'est pas très-grande.

Depuis un mois, elle a éprouvé de nouveaux symptômes qui l'ont un peu effrayée. Elle a de la difficulté à parler, et a de plus perdu la mémoire. Quand elle veut raconter quelque chose, elle hésite, cherche souvent ses mots; elle a de plus des envies de pleurer fréquentes, et de temps en temps pousse de profonds soupirs.

En cherchant à se rendre compte de la sensibilité, on voit qu'au bras droit, elle est bien diminuée; on peut enfoncer une épingle à une certaine profondeur sans que la malade ressente une douleur bien vive.

Cette exploration ne donne pas les mêmes résultats dans tous les points, et dans le reste du corps, excepté cependant à la jambe droite où la sensibilité est peut-être obtuse, on n'y constate rien d'anormal. La malade perçoit bien la sensation de contact et de température, excepté au bras droit où le contact léger n'est pas senti.

Le lobule du nez et la muqueuse olfactive sont intacts, et leur picotement détermine des actions réflexes vives; mais il n'en est pas de même pour les sclérotiques qui sont un peu insensibles, et on peut, sans gêne bien grande pour la malade, promener une tête d'épingle sur leur surface. Le chatouillement de la plante du pied est perçu facilement, et donne lieu aux mouvements réflexes habituels.

Quand on fait marcher la malade, on voit que sa démarche est facile et assurée, elle ne traîne pas la jambe droite; quand on la fait tenir alternativement sur l'une ou l'autre jambe elle sent elle-même qu'elle a plus de tendance à tomber quand elle s'appuie sur le pied droit, que quand elle se tient sur l'autre.

Du côté des yeux il n'y a rien de particulier; son appétit est capricieux, elle a de la dyspepsie habituelle, et de la tympanite abdominale. Pas de constipation.

On trouve de plus les signes de l'anémie : bruit de souffle au premier temps et à la base, accompagné de souffle avec renforcement et continu dans les vaisseaux du cou.

Le 29 février, F... a eu deux attaques successives dans la journée, attaques auxquelles nous n'avons pu assister. Nous savons par les renseignements pris auprès de la mère du service qu'elle était dans son lit à la première, et qu'à la seconde elle était debout, et que sentant une nouvelle crise elle s'est mise immédiatement au lit; elle n'a pas eu de perte subite de connaissance, ni de convulsion et de rotation des yeux sur leur axe; il n'y avait que de la congestion de la face, et la malade raconte qu'elle a bien éprouvé la sensation de boule qui de l'épigastre remontait vers le larynx.

Le soir, à la visite, l'attaque vient de finir, la malade est en proie à de la dyspnée, elle se plaint d'étouffer, et le corps est couvert de sueurs.

Pendant un mois elle n'a pas eu de nouvelle attaque; mais, le 30 mars, elle a une crise violente précédée, dit-elle, de fourmillements, d'une sensation de piqûre dans la main droite qui serait remontée le long du bras droit. Cette sorte d'aura aurait commencé à dix heures du matin, au moment de la visite.

L'attaque a eu lieu à deux heures de l'après-midi, la malade a jeté un cri, puis a été prise de convulsions cloniques dans les membres supérieurs; la face était violacée. La perte de connaissance a duré un quart d'heure, et l'attaque totale quarante-cinq minutes. Pas d'écume à la bouche, elle ne s'est pas mordu la langue. Telles sont du moins les renseignements donnés par notre malade.

Le 2 avril, nouvel accès; F... a commencé par pâlir subitement, s'est mise sur son séant, se plaignant d'une vive oppression, et poussant en même temps de petits soupirs; ensuite elle a été prise de mouvements convulsifs cloniques, portant sur les membres et la face; le bras droit était plus agité. En même temps la face était violacée, les lèvres surtout étaient cyanosées ; les pouces étaient serrés convulsivement, recouverts par les autres doigts. — Ce nouvel accès n'a pas été accompagné de morsure de la langue, ni suivi de coma. Trois quarts d'heure après, la face avait conservé sa coloration violacée.

Depuis son entrée, la malade a été soumise au bromure de potassium à la dose de 2 grammes par jour. Sous l'influence de ce traitement, la sensibilité semble revenir, mais les attaques recommencent et se rapprochent, et notamment la semaine dernière, trois crises très-violentes.

OBSERVATION XV.

(Service de M. Tardieu ; recueillie par M. Calmettes, interne des hôpitaux.)

Attaques fréquentes. — Règles irrégulières. — Anesthésie passagère. — Troubles de la vue. — Paralysie du bras gauche.

Le 22 mars 1868, entre à l'Hôtel-Dieu, dans le service de M. le Dr Tardieu, la nommée Adèle R..., ouvrière en boutons, âgée de 34 ans.

C'est une femme qui a toujours joui d'une bonne santé, n'a jamais eu de rhumatismes, et n'est pas sujette à s'enrhumer. Les parents sont tous bien portants, son père est mort accidentellement il y a longtemps.

Réglée à 15 ans, très-irrégulièrement jusqu'à l'époque de son mariage. Il y a quinze ans, elle était chloro-anémique, avait des palpitations fréquentes et ne voyait ses règles que tous les deux ou trois mois. Une fois mariée, cette irrégularité a persisté, mais à un degré moindre. Elle a eu 8 grossesses toutes normales, mais depuis la dernière, il y a un an, ses règles n'ont pas reparu. — Elle n'a jamais quitté Paris, et a toujours eu une bonne hygiène.

Etant jeune (dès l'âge de 11 ans), cette femme était sujette aux attaques de nerfs avec convulsions, revenant trois ou quatre fois par an, et apparaissant sous l'influence d'une cause morale vive.

Depuis qu'elle est mariée elle n'a eu que deux ou trois de ces attaques, mais elle est très-impressionnable et à la moindre émotion elle éprouve une certaine agitation.

La malade fait remonter ses premières souffrances à il y a huit ans ; à cette époque elle a eu des douleurs névralgiques des deux côtés de la tête, douleurs vives, lancinantes, comparées par cette femme à des épingles que l'on enfoncerait sous la peau et accompagnées de vomissements bilieux ; ces attaques la prenaient toujours le matin et duraient un jour ou deux.

Les choses ont duré ainsi pendant sept ans, les accès étaient encore assez éloignés, mais depuis un an ils ont pris plus d'extension.

Les névralgies sont moins vives, il est vrai, mais surviennent à intervalles plus rapprochés, elles se montrent toutes les trois semaines, accompagnées des mêmes vomissements, qui eux aussi durent plus longtemps. — Depuis cette dernière époque Adèle éprouve des douleurs vives dans les jambes, apparaissant en même temps que les névralgies, et ayant la même durée, et afin de bien faire saisir les souffrances, la malade raconte que dans un mois elle est quinze jours malade et que les quinze autres jours elle peut seulement prendre du repos. Ces douleurs de jambes sont lancinantes et l'empèchent de dormir.

Le côté gauche surtout a été plus envahi que le droit, car depuis longtemps (époque indéterminée) elle a de l'insensibilité; on pouvait de ce côté enfoncer une épingle sans qu'elle s'en aperçût, mais cet état n'a été que passager.

En même temps elle a eu des troubles de la vue, qui sont survenus petit à petit, et prirent à certaines époques (quand elle vient d'avoir ses accès surtout) plus d'acuité. Ce n'est pas de la diplopie, mais une sorte de nuage qu'elle a devant les yeux.

Disons, du reste, pour compléter ce tableau, qu'elle n'a jamais eu ni troubles de la motilité, ni tremblement, ni paralysie.

La semaine dernière elle a eu une crise un peu violente, et voyant qu'elle ne trouvait pas d'amélioration, elle se décide à entrer à l'hôpital.

En examinant la malade, on ne constate, du côté de la motilité, rien de particulier dans les membres inférieurs. Dans le bras gauche, au contraire, elle est sensiblement diminuée, et, quand on lui dit de serrer les mains, on note cette différence.

Pour la sensibilité, il n'en est pas de même. Complète par places (bras, jambes, thorax), elle est, au contraire, seulement affaiblie en d'autres points, tels que les deux membres inférieurs, et quand on enfonce une épingle à un demi-centimètre, la malade pousse un cr qui indique qu'elle perçoit cette sensation.

Le chatouillement de la plante des pieds se supporte très-bien, et détermine une action réflexe lente. Les muqueuses nasale, conjonctivale, et la cornée sont intactes.

A part les troubles nerveux, la santé de la malade est bonne, son appétit est conservé ; elle va bien à la selle.

6 avril. Accès de névralgie dans tout le côté droit de la tête, avec un point douloureux au niveau de l'articulation temporo-maxillaire. Injection de sulfate d'atropine.

OBSERVATION XVI.

Résumé d'une très-longue note communiquée par M. le Dr Leroy, alors interne de M. Gallard, à la Pitié.)

Hystéro-épilepsie. — Analgésie du côté gauche. — Paralysie faciale. — Paralysie du bras gauche. — Guérison.

P..... (Antoinette), blanchisseuse, entrée le 27 janvier 1866.

Antécédents de famille : Du côté de la mère, attaques ayant commencé à l'âge de 20 ans, à la suite d'une frayeur. Mariée à 22 ans, les crises continuent; grossesses et couches non accompagnées d'accidents. Dernier accouchement à l'âge de 43 ans; elle ne fut plus réglée à partir de cet âge; elle a aujourd'hui 53 ans. Depuis quelques années, les attaques sont moins fréquentes : 10 à 12 en six ans. D'après sa fille, elle en aurait eu autrefois 2 et 3 par jour; ces accès ressemblent à des attaques d'épilepsie. Elle était prise tout à coup, poussait un cri et tombait; les yeux étaient tournés, les mâchoires serrées, pas de mouvements convulsifs, puis sommeil qui durait parfois une heure; à la suite, courbature et fatigue générale. Cette femme aurait eu 14 enfants; il lui en reste 2, presque tous les autres sont morts de phthisie ou à la suite d'accidents. Le mari serait également mort tuberculeux.

Antécédents de la malade : Ne sait si elle a eu des convulsions à l'époque de la dentition; depuis qu'elle se souvient, migraines fréquentes qui n'ont disparu qu'à l'époque des règles. Entre au couvent à 7 ans et demi. Jusque-là elle était forte et bien portante; mais elle maigrit bientôt et eut des palpitations. Elle apprenait là à lire et à écrire, et dévidait de la soie à l'ouvroir. Le caractère devint très-irritable, et, à la suite d'une colère, première attaque à l'âge de 10 ans; elle se débattait et pleurait beaucoup. Dans le même atelier, vingt jeunes filles étaient prises d'accès, et, avant d'en avoir elle même, la malade avait vu ses compagnes tomber dans ces attaques. D'abord répétées tous les jours, les crises, chez Antoinette, s'éloignèrent un peu; la seconde année deux ou trois par semaine, et la troisième année, trois ou quatre. Cette jeune fille n'était pas prévenue par une aura; elle avait un éblouissement et tombait en poussant un cri; après l'attaque, la malade sortait comme d'un sommeil et n'avait pas conscience de ce qui s'était passé autour d'elle. A l'âge de 12 ans et demi, danse de Saint-Guy; les attaques continuèrent moins fréquentes, il est vrai. Elle entre à près de 14 ans à l'hôpital des Enfants pour être traitée de sa chorée et des attaques; elle toussait alors beaucoup; on la traita, lorsque la bronchite eut disparu, par les bains sulfureux, la gymnastique, le vin de quinquina, et la valériane probablement. Elle resta trois mois à l'hôpital et fut envoyée pendant un mois en convalescence à Epinay. Antoinette avait alors 14 ans et se portait très-bien, mais elle rentra au couvent et les accidents se montrèrent de nouveau; chlorose, gastralgie, mais les attaques ne reparaissent pas. Placée à 14 ans et demi en apprentissage chez une blanchisseuse, fait de mauvaises connaissances et quitte la maison maternelle. Elle n'avait pas encore été réglée, mais après le premier coït, les menstrues parurent et furent depuis assez régulières. En juin 1865, à la suite d'un refroidissement, elle fut prise d'une douleur à la région mastoïdienne gauche, douleur qui s'étendit le long du cou et de l'épaule. Au commencement de juillet, un matin s'éveillant et voulant rire, la personne avec laquelle elle se trouvait lui fit remarquer que sa figure était de travers.

La face était alors déviée beaucoup plus qu'elle ne l'est aujourd'hui. Elle est traitée chez M. Empis par le vin de quinquina ; l'électrisation trois fois par jour et un bain sulfureux ; elle ne veut rester que trois jours à l'hôpital. — La paralysie faciale diminua cependant peu à peu; mais pendant le mois de décembre, les accidents s'aggravèrent. — A la suite d'un grand chagrin, Antoinette remarqua que son côté gauche n'était plus sensible à la douleur. A ce moment aussi, accidents rhumatismaux légers vers les articulations. — En janvier, mêmes phénomènes auxquels viennent se joindre des douleurs dans toute la moitié gauche de la face et du cou, c'est ce qui détermine la malade à entrer dans le service de M. Gallard à la Pitié.

État actuel : Ce qui frappe tout d'abord, c'est la déformation de la face. Quand cette jeune fille veut rire ou parler, déviation très-prononcée de la commissure labiale droite en arrière. La partie gauche de la lèvre supérieure est plus flasque. Si Antoinette veut parler, la partie gauche de la bouche s'écarte moins que la droite. Les lèvres restent unies et paraissent soudées dans l'étendue de 3 à 4 millimètres. — Dans le rire, toute la partie droite de la face est tirée en arrière. — L'aile gauche du nez est aplatie, la malade ne peut souffler ni gonfler les joues; elle ferme très-imparfaitement l'œil gauche. Cet œil est lui-même renfoncé dans l'orbite. Pas de déviation de la luette. — Le front ne se plisse que du côté droit — Quelques points hyperesthésies sur la surface cutanée. — La sensation du tact existe sur la joue, le bras et sur tout le corps, mais la sensation doulouleuse est très-faible et même n'existe pas sur toute la moitié gauche du corps, ni sur le bras, ni sur la jambe ;

La malade marche bien, mais la main gauche est un peu plus faible que la droite.

Traitement. — Bains sulfureux, vin de quinquina, pilules de Vallet.

2 février. Les règles, arrêtées depuis deux mois et demi, surviennent abondamment. On cherche à provoquer une attaque d'hystérie en comprimant l'ovaire gauche, mais sans résultat.

Le 7. Vésicatoire à la région mastoïdienne. On le pansera avec 0,05 de chlorhydrate de morphine.

Le 9. On remplace la morphine par 0,001 de strychnine. Par le toucher vaginal pratiqué ce jour-là, on ne trouve aucune altération.

Le 10. Second vésicatoire au-dessous du premier, pansé avec la morphine.

Depuis le 16 février, douches sulfureuses derrière l'oreille.

6 mars. Injection derrière l'oreille de 3 gouttes d'une solution de sulfate de strychnine.

Quelques jours après, la malade demande son exeat. Grande amélioration, il reste une très-légère déviation de la face. La sensibilité est revenue en grande partie.

J'ai donné l'histoire de cette malade, bien que l'on puisse m'objecter que la malade était, d'abord, peut-être épileptique, et qu'ensuite la paralysie faciale était de nature rhumatismale. Cela peut être vrai, mais je ferai remarquer que, dans les attaques décrites, il n'y avait pas de convulsions ni d'écume à la bouche. Ces accès avaient complétement disparu depuis quelques années, et de plus, l'analgésie du côté gauche, ainsi que l'affaiblissement du bras, sont plutôt des signes de la paralysie hystérique.

OBSERVATION XVII.

(Due à l'obligeance de M. Gillot, interne des hôpitaux.)

Hystéri . — Aphonie hystérique. — Faradisation externe du larynx. — Guérison.

X...., jeune fille de 21 ans, couturière, amenée à l'hôpital Lariboisière, service de M. Duplay, le 16 mai 1867.

Renseignements donnés par la sœur de la malade. — Jeune fille très-nerveuse, habituellement bien portante, mais ayant eu plusieurs fois des crises de nerfs avec convulsions, mais sans écume à la bouche, ni morsure de la langue. Pas d'antécédents défavorables dans la famille. Cette jeune malade aurait été prise la veille au soir d'une violente attaque ayant durée plus d'une heure et accompagnée de grands cris et de mouvements désordonnés. Depuis elle est calme et comme hébétée et n'a pas prononcé une parole.

État actuel constaté après l'entrée. — Jeune fille blonde, pâle, mais paraissant bien constituée. Ne répond absolument rien aux questions qu'on lui adresse, n'a rien dit depuis son entrée, paraît cependant comprendre quand on lui parle. Battements cardiaques précipités, tumultueux ; peau fraîche. A l'auscultation : au cœur, souffle doux à la base, au premier temps ; souffle dans les vaisseaux du cou ; rien dans la poitrine.

17 mai. Ce matin la malade parle, mais à voix basse. Elle dit que la veille, elle se sentait la gorge serrée et était dans l'impossibilité d'émettre un son. Ce spasme a cessé pendant son sommeil, mais il reste une aphonie complète. Elle peut compléter les renseignements déjà indiqués. Menstruée à 16 ans et demi. Règles irrégulières, peu abondantes. Elle se dit très-nerveuse, pleure souvent pour le moindre motif, ressent la contriction causée par la boule hystérique. Elle a eu des attaques d'hystérie faibles d'abord, plus fréquentes depuis quelques mois. L'avant-dernière a eu lieu il y a quinze jours. La plus récente a été provoquée par une contrariété : pas de grossesse. Elle se sent très-fatiguée et a eu de la peine à traverser la salle ce matin, tant ses jambes sont lourdes, cependant elle les remue facilement dans son lit. On n'a pas constaté d'anesthésie. Céphalalgie; peu d'appétit.

Diagnostic. — Hystérie avec chlorose. Aphonie par spasme laryngé, puis paralysie consécutive.

Traitement. — Faradisation externe du larynx (un rhéophore appliqué de chaque côté du cartilage thyroïde). — Poudre de fer et de valériane.

18 mai. Etat général bon. Elle peut se lever et marcher facilement. L'aphonie persiste. — Même traitement : de plus, douches froides.

Le 20. La voix revient, mais voilée, un peu rauque. Palpitations moindres, pas d'attaques hystériques.

Le 22. Les règles ont paru, mais peu abondantes et pâles. On suspend les douches. Pédiluves sinapisés. La voix est plus claire.

Le 25. La voix paraît revenue à son timbre normal.

La malade est donc guérie de cet accident, mais pour refaire sa constitution, elle reste encore un mois à l'hôpital. Plusieurs attaques d'hystérie pendant ce laps de temps, mais sans aphonie, ni paralysies consécutives.

L'examen laryngoscopique n'a pas été fait.

BIBLIOGRAPHIE

Hippocrate. Œuvres complètes. Traduction Littré. 1832.

1732 Hecquet. Du naturalisme des convulsions.

1760 Pomme. Traité des affections vaporeuses des deux sexes.

1770 Chevallier et Telinge. Journal de médecine de Vandermonde.

1771 Pomme et Telinge. Journal de médecine, chirurgie et pharmacie.

1816 Louyer-Villermay. Traité des maladies nerveuses. Paris.

1817 Bouneau. Thèse sur l'hystérie.

1821 Georget. De la physiologie du système nerveux et spécialement du cerveau.

1822 Nasse. Arch. fur psychische Aerzte.

1834 Ch. Bell. The hand, its mechanism and vital endowments. London, chap. 9. On the muscular sense.

1835 Piorry. Mémoire sur la nature et le traitement de plusieurs névroses. Clinique médicale. Paris.

1836 Marshall Hall. Lectures on the nervons system and il diseases. London.

Weber. De pulsu, resorptione, auditu et tactu. Leipzig.

Graves. De la paraplégie indépendante d'une lésion primitive de la moelle épinière. Arch. méd.

1837 Brodie. Lectures illustr. of certain local nervous affections. London.

Dubois (d'Amiens). Histoire philosophique de l'hypochondrie et de l'hystérie. Paris.

1838 Marx. Zur Lehre von d. Læhmungen d. untern Gliedmassen. Carlsruhe.

1839 Wilson. Observation de paralysie hystérique. Gaz. méd.

Tanquerel des Planches. Traité des maladies de plomb.

1840 Brach. Ueber einen nicht hinlænglich beob. Punkt aus d. Phys. der nerven, und eine Art. v. Læhmung Med. Zeitschrft d. Ver. fur Heilk. In Preussen.

1840 Heine. Beobachtungen uber Læhmungszustænde d. untern. Extremit. Stuttgard.

Romberg. Nervenkrankheiten.

1842 Cerise. Des fonctions et des maladies nerveuses.

Hocken. An exposition of the Pathology of Hysteria elucidated by a reference to the origin, diagnosis of hysterical amaurose. London.

1844 Macario. De la paralysie hystérique. Ann. med. psychol.

Reinbold. Einige Bemerkungen uber Paralysie d. Willkur Muskeln (Walther's und Ammmon's Journal).

1845 Puchelt. Ueber partielle Empfindungs læhmung. Heid. med. ann.
Turck. British and foreign med. Review.
1846 Gendrin. Note à l'Académie et Archives générales de médecine.
Landouzy. Traité complet de l'hystérie. Paris.
Louis. Gazette médicale, p. 311. Paris.
Schutzenberger. Etudes sur les causes organiques et le mode de production des affections dites hystériques.
Delpech. Du spasme musculaire idiopathique et de la paralysie nerveuse essentielle.
Spiess. Nervenkrankheiten. Wagner's Handwœrterbuch d. Physiologie. Braunschweig.
Gerdy. Des sensations et de l'intelligence. Paris.
1847 Henrot. De l'anesthésie et de l'hyperesthésie hystériques.
1848 Beau. Recherches cliniques sur l'anesthésie. Arch. de méd.
Hellft. Paralysis hysterica. Casper's Wochscrft.
1849 Delacour. De l'analgésie. Thèse. Paris.
Brown-Séquard. Recherches sur un moyen de mesurer l'anesthésie et l'hyperesthésie. Gazette médicale.
Weber. Tastsinn und Gemeingefuhl in Wagner's Handwœrterbuch d. Physiol.
Corse. Remarks on cerebral disturbance, the resultats of uterin disorder. Med. Tim.
Thornton. Case of hysterical paralysis. Lancet, 1849.
Bezançon. Considérations sur l'hystérie et en particulier sur son diagnostic. Thèse. Paris.
1850 L. Turck. Beitræge zur Lehre von der Hyperesthesie und Anesthesie. Zeitschrft der Gesell. d. Aerzte zu Wien.
Kennedy. Archives générales de médecine.
1851 Szokalsky. Von der Anesthesie und Hyperesthesie. Prag. Vierteljahrschrft.
Sandras. Traité des maladies nerveuses.
1852 O. Landry. Recherches physiologiques et pathologiques sur les sensations tactiles. Arch. méd.
Fleury. Traité pratique d'hydrothérapie. Paris.
Mesnet. Des paralysies hystériques. Thèse. Paris.
Eichmann. Beitrag zur pathog. d. Hysterie und zur rad. Beh. dieses Leidens. Zeitschrft. d. deutsch. Chir. Vereins.
Valentiner. Die Hysterie und ihre Heilung.
1853 Sandras. Des diverses espèces de paraplégie. Gaz. des hôpitaux.
Gendrin. Lecons sur l'hystérie.
Sieveking. Britisch and foreign med. and chir. Review.
1855 Bastien. Observation d'un cas d'hystérie chez l'homme. Thèse Paris.
Landry. Recherches sur les causes et les indications curatives des maladies nerveuses.
Landry. Paralysie du sentiment d'activité musculaire.

1855 Ross. Zur Path. und Therapie der Paralysen. Braunschweig.
Hasse. Krankheiten des Nervenapparates in Wirchow's. Hand buch d, spez. Path. und Therap. Erlangen.
1856 R. Leroy d'Etiolles. Des paraplégies.
Todd. Clinical Lectures on paralysis. London.
Philipeaux. Aphonie hystérique. Gazette hebdomadaire.
Valerius. Bulletins de la Société de médecine de Gand.
1857 Becquerel. Traité des applications de l'électricité à la thérapeutique.
Macario. Mémoire sur les paralysies dynamiques ou nerveuses.
Philipeaux. De l'anesthésie de la vessie, de son diagnostic et de son traitement.
1858 Aug. Voisin. De l'anesthésie cutanée hystérique.
Althaus. Aphonia kyster. Med. Times and Gazette.
P. Niemeyer. Deutsche Klinik.
Duchenne (de Boulogne). Electrisation localisée.
1859 Rustegho. Essai sur les paralysies hystériques. Thèse. Strasbourg.
Landry. Traité complet des paralysies. Paris.
Briquet. Traité clinique de l'hystérie. Paris.
Jaksch. Ueber Anodynie der Haut.
Althaus. Der Galvanismus als diagnostisches Hulfsmittel in paralytischen Zustænden. Deutsche Klinik.
Niemeyer. Eléments de pathologie.
Richter. De anesthesia imprimis cutanea. Diss. Berlin.
1860 Barnier. Des paralysies musculaires. Thèse d'agrégation.
Remak. Galvanothérapie.
Winslow. Obscure diseases of the brain. London.
Koch. Wurt. Corresp. Blatt.
Sellier et Sizaret. Thèses. Strasbourg.
1861 Brown Séquard. Lectures on the diagnosis and treatment of the principal forms of paralysis of the lower extremities. Philadelphia.
Franque. Ueber hysterische Kræmpfe und hysterische Læhmungen. Munchen.
Gerold. Amblyopa nervosa. Halle.
1862 Benedikt. Ueber læhmungsartige Stœrungen der Motilitæt ohne eigentliche Paralyse. Wien. med. Wochschrft.
Pipet. De la paralysie hystérique. Thèse. Paris.
1863 Goltz. Centralblatt der med. Wissenschaften.
Benedickt. Die methode der elektrischen Untersuchung des Nervensystems. Allg. Wien. med. Zeitung.
Lobb. On the contratility of healty and paralysed muscles, attested by electricity. Dubl. Med. Press.
Axenfeld. Traité des névroses dans Pathologie de Requin.
1864 Benedikt. Ueber elektrische Untersuchung und Behandlung. Wien. med. Halle.
Jaccoud. Les paraplégies et l'ataxie du mouvement.

Wl. Tomsa. Allg. milit. ærztl. Zeitung.

Dressler. Cutane und elektromusculære Anodynie mit contractur der Flex. der Finger beid. Hænde.

Valentin. Versuch einer phys. Path. der Nerven. Leipzig.

Benedikt. Beobachtungen uber Hysterie.

1864 Lasègue. Sur l'anesthésie et l'ataxie hystériques.

1865 Galezowski. Sur les altérations des nerfs optiques et les maladies cérébrales dont elles dépendent.

Mauthner. Beitrag zur Neuropathologie in Œstr. Zeitschrft fur prakt. Heilkunde.

Charcot. Sclérose des cordons latéraux de la moelle épinière chez une femme hystérique atteinte de contracture permanente des quatre membres.

Savage. General hyst. paralysis treated by the contin. galv. current. Lancet.

Je suis heureux, en terminant, de dire que deux recueils allemands, Schmidt's Iahrbücher et Canstatt's Iahresbericht, m'ont été de la plus grande utilité pour les recherches nécessitées par mon sujet. Ce sont là deux excellentes annales dont nous n'avons malheureusement, en France, qu'une pâle imitation.

TABLE DES MATIÈRES

FIN.

A. Parent, imprimeur de la Faculté de Médecine, rue Mr-le-Prince, 31.

www.ingramcontent.com/pod-product-compliance
Ingram Content Group UK Ltd.
Pitfield, Milton Keynes, MK11 3LW, UK
UKHW020957230726
13923UKWH00007B/493